図解 眠れなくなるほど面白い
老化の話

順天堂大学医療科学部 特任教授
長岡 功 総監修
東京農工大学農学部硬蛋白質利用研究施設 教授
野村義宏 監修

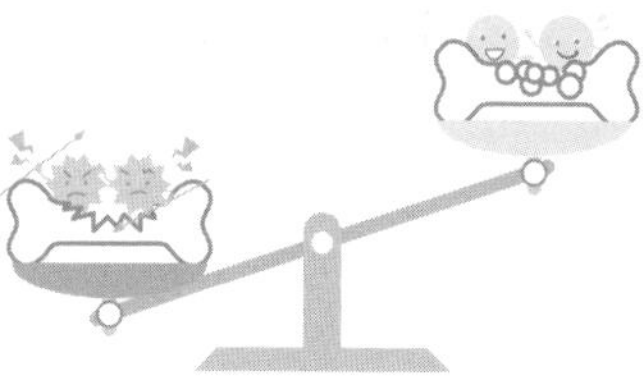

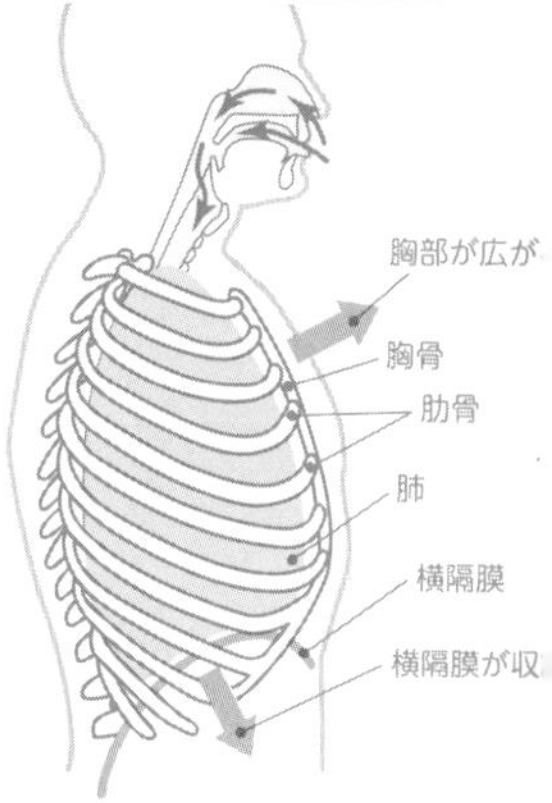

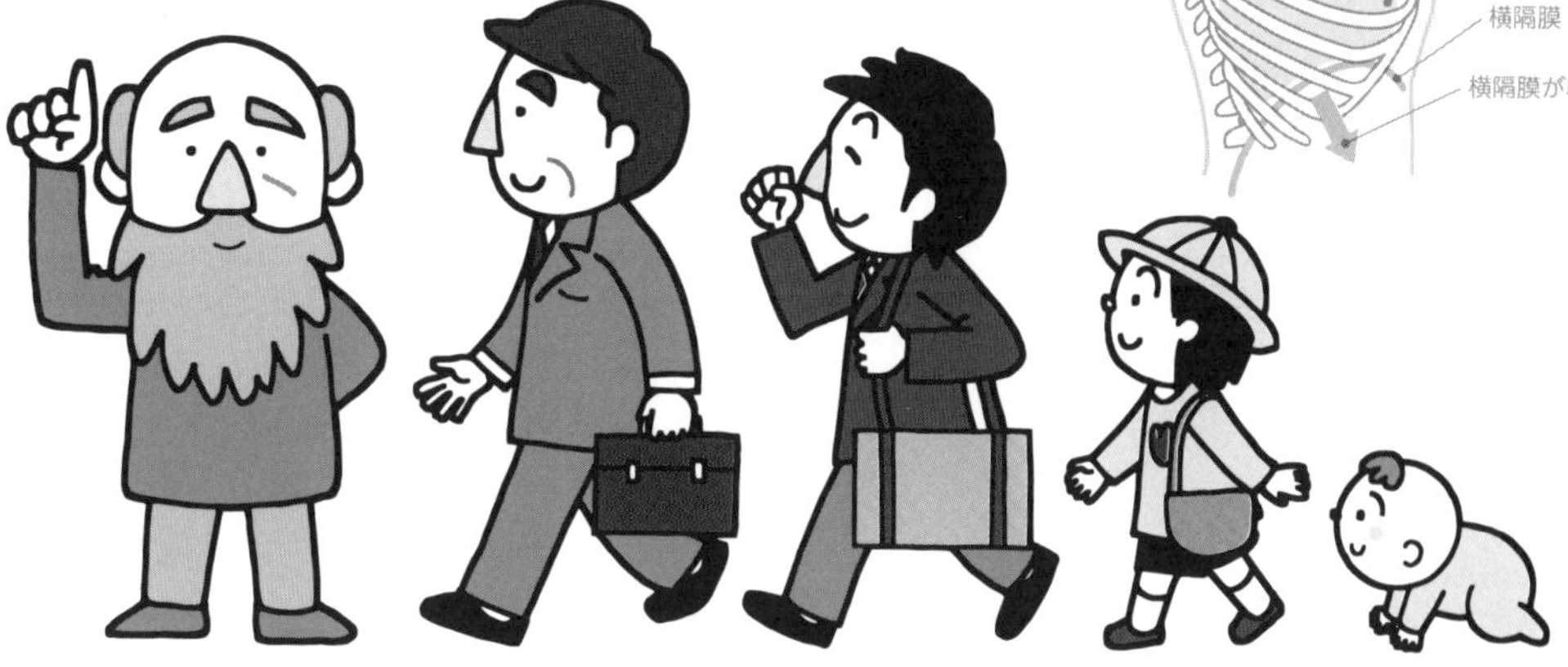

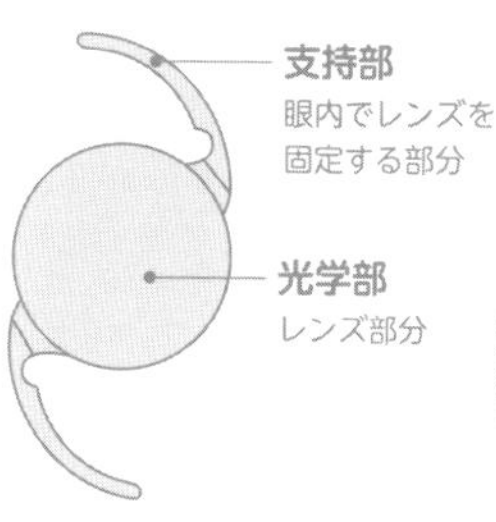

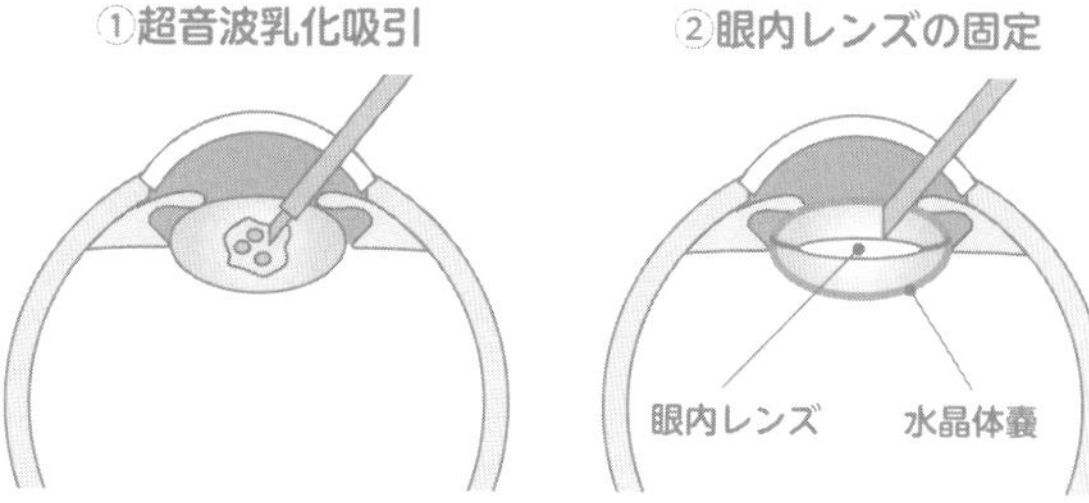

超音波で水晶体を細かく砕き、
吸引して取り出す。

眼内レンズを挿入して固定。

日本文芸社

はじめに

このたび、『眠れなくなるほど面白い 図解 老化の話』を世に送り出すことになりました。

よく、歳によるカラダの変化を「老化現象」とか「加齢変化」といいますが、皆さまは、「老化」と「加齢」は同じであると考えていますか、それとも違うと考えていますか。「老化」と「加齢」は英語では「aging」で、同じ表現です。しかし、この2つは実は少し違うのです。

「加齢」とは生まれてからの時間的経過による変化を示します。それに対して、「老化」とは、大人になって以降、加齢にともなってカラダの機能が衰えていくことです。つまり、子どもではカラダの機能は衰えていませんが（老化は見られないが）、確実に加齢変化が少しずつ起きている（加齢現象は起きている）ということになります。

ということで、この「老化の話」という本は、中高年の方の老化にともなうカラダの変化を中心に書かれています。それぞれの項目のタイトルは非常にチャーミングでわかりやすく、そして、内容は、老化研究を専門とする研究者や医師によって記された、科学的根拠に基づいた（evidence-based）信頼性の高いものになっています。

第1章では、「『老化』の不思議を科学してみると?」ということで、主に、上述の「加齢」のメカニズムに関する項目がそろっています。第2章では、「老化するとどんな症状・病気に罹りやすいのか？」という問い掛けで、老化にともなう具体的な変化、症状が述べられています。

わたし自身は、60代後半の男性ですが、本書に記されている、老化にともなう変化の多くが当てはまるので、身につまされる思いで読みました。また、本書には男性のことだけでなく、女性のことも述べられているので、異性のカラダの変化の理解にも役立ちます。さらに、コラムも大変興味深いものになっています。まさに、この本は、現在の中高年の方はもちろんのこと、これから老化を迎える方にとっても、「眠れなくなるほど面白い（興味深い）」ものとなると確信しております。

日本は、「人生100年時代」になりつつあります。本書が、国民の皆さまが、老化にともなう病気を予防し、老化とともに健康に過ごし、健康寿命を延伸しながら、長寿を目指すことに役立つことを関係者一同願っております。

最後に、短い期間で原稿を執筆して下さった著者の先生方、本書の企画・編集を担当された米田正基様、わかりやすいイラストとブックデザインを担当していただいた室井明浩様、日本文芸社本書担当の坂将志様に深謝いたします。

2022年11月

総監修　長岡 功

もくじ

眠れなくなるほど面白い
図解 老化の話

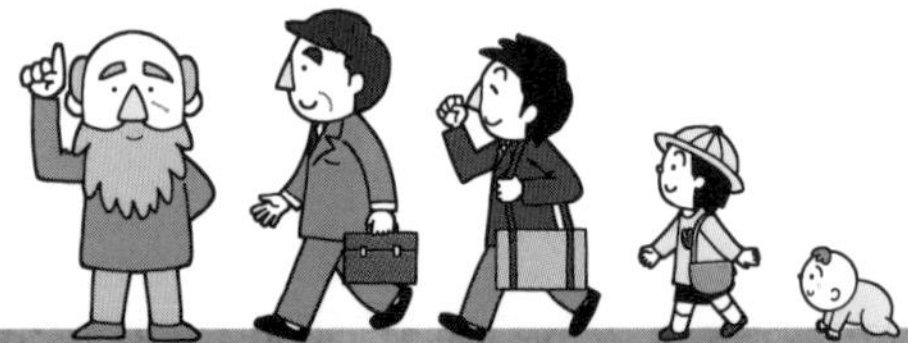

第2章
老化するとどんな症状・病気に罹りやすいのか？

COLUMN

第1章全体の参考資料

1 老化生物学「老いと寿命メカニズム」McDonald, R. B.著、近藤祥司監訳、メディカルサイエンスインターナショナル社（2015年）

2 老化という生存戦略「進化におけるトレードオフ」、近藤祥司著、日本評論社（2015年）

3 López-Otín C, Blasco MA, Partridge L, et al. The hallmarks of aging. Cell. 153, 1194-1217, (2013).

4 Campisi J, Kapahi P, Lithgow GJ, et al. From discoveries in ageing research to therapeutics for healthy ageing. Nature. 571, 183-192, (2019).

5 Schumacher B, Pothof J, Vijg J, Hoeijmakers JHJ. The central role of DNA damage in the ageing process. Nature. 592, 695-703, (2021).

6 Bianconi E, Piovesan A, Facchin E, et al:An Estimation of the Number of Cells in the Human Body. Ann Hum Bio 40, 463-471, (2013).

第1章
「老化」の不思議を科学してみると？

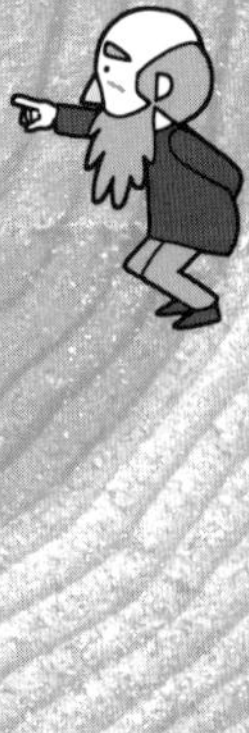

01

生き物って なぜ老化するのだろう?

「生き物はなぜ老化するのか?」とても大きな疑問（不思議）です。ただ、この問題は、最近まであまり考えられていませんでした。その理由は、150年くらい前の**19世紀（江戸末期から明治時代）には、人々はおおよそ50歳ぐらいで亡くなっていた**からです。

50代は、まだまだ働き盛りの年齢ですが、当時は生命を脅かす肺炎や結核が猛威をふるい、多くの方が感染症で亡くなっていました。それにヒトは50歳を越えると、誰にでも「老い」が目立つようになるため、若者は老化をあまり意識していなかったようです。

20世紀に入ると、医療（特効薬の発見）、衛生、栄養などの生活環境が飛躍的によくなり、寿命がどんどん伸びました。ご承知のように、今では**男女ともに平均寿命は80歳を越え**ています。

さて、そうなると「老化」が生活の諸問題になりました。同時に老化を考える学問もはじまり、**ヒトは「生き物（ヒト）はなぜ老化するのか」と考える**ようになりました。多くの学者先生の意見をとりまとめると、**「死にやすくするため」が答え**です。

実際に**年齢と死亡率を比較してみると、**図に示されているように**50歳を越えるあたりから徐々に死亡率が高くなり、80歳を越えると急上昇**します。つまり、**歳を重ねると死にやすくなる**のです。

ではなぜ、**「歳を取ると死にやすくなるのか?」**。その疑問に関しては、次項から順に説明していくことにします。

また、「死」を意識すると、**「なぜ生き物（ヒト）は死ぬのか?」**の問いも湧いてきます。その正確な答えは誰にもわかりません。ですが、**「生き物**

の進化の歩みの中で獲得した特性」と考えることができるでしょう。

　地球上には私たちが生活する温帯地域から極寒地域、空気の薄い高地から深海に至るまで生き物は生存しています。多種多様なやり方で「生」と「死」を繰り返しながら「種」を保ち、未来に向かって子孫を残そうとしているわけです。「死」がある限り「老化」も避けられません。この事実は、すべての生き物に見られる現象なのです。

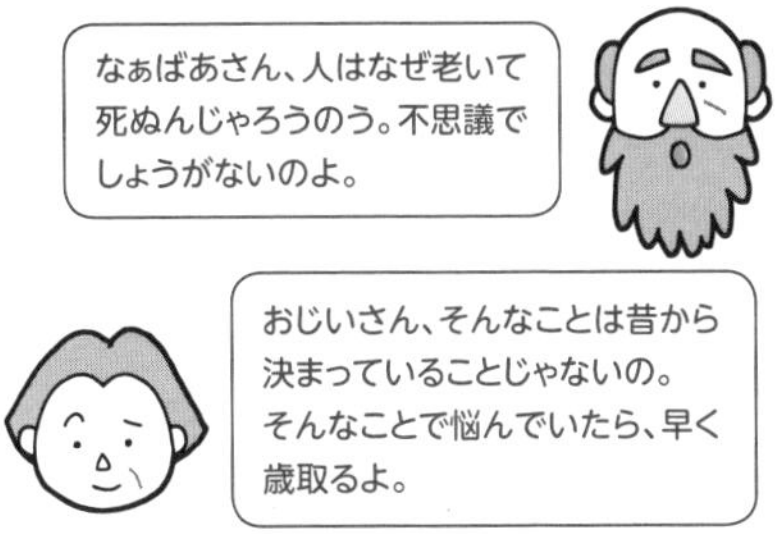

図A　2021年(令和3)の男性死亡率

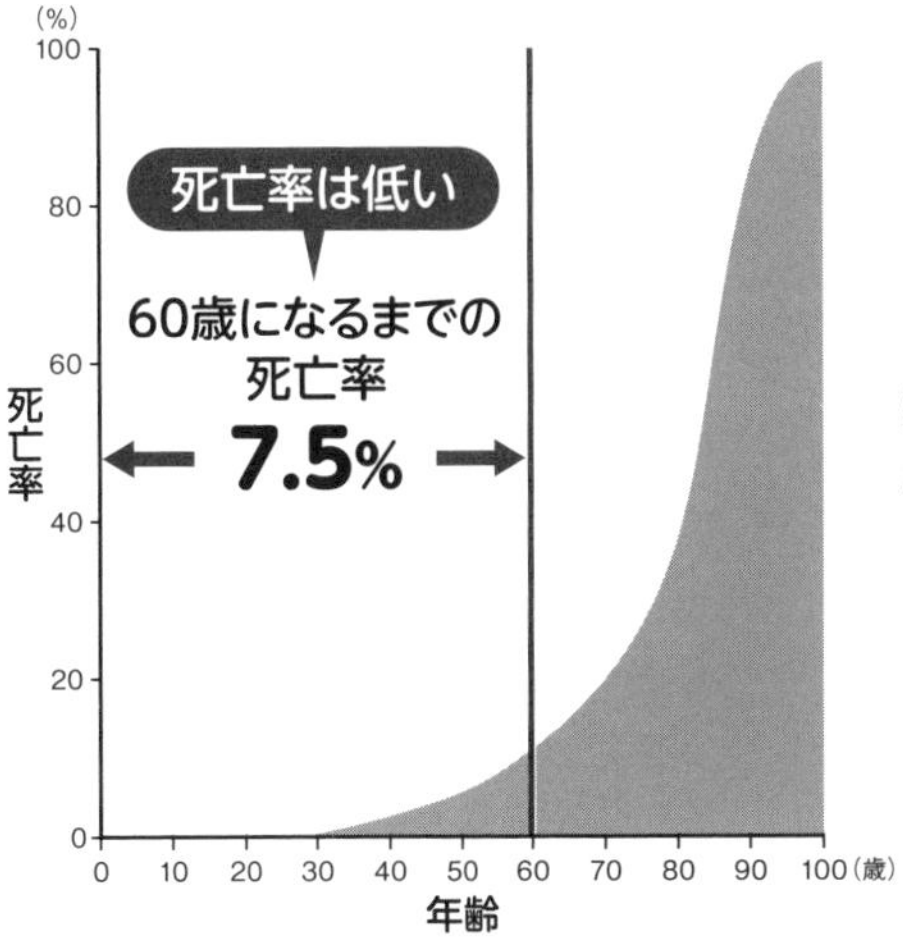

図B　2021年(令和3)の女性死亡率

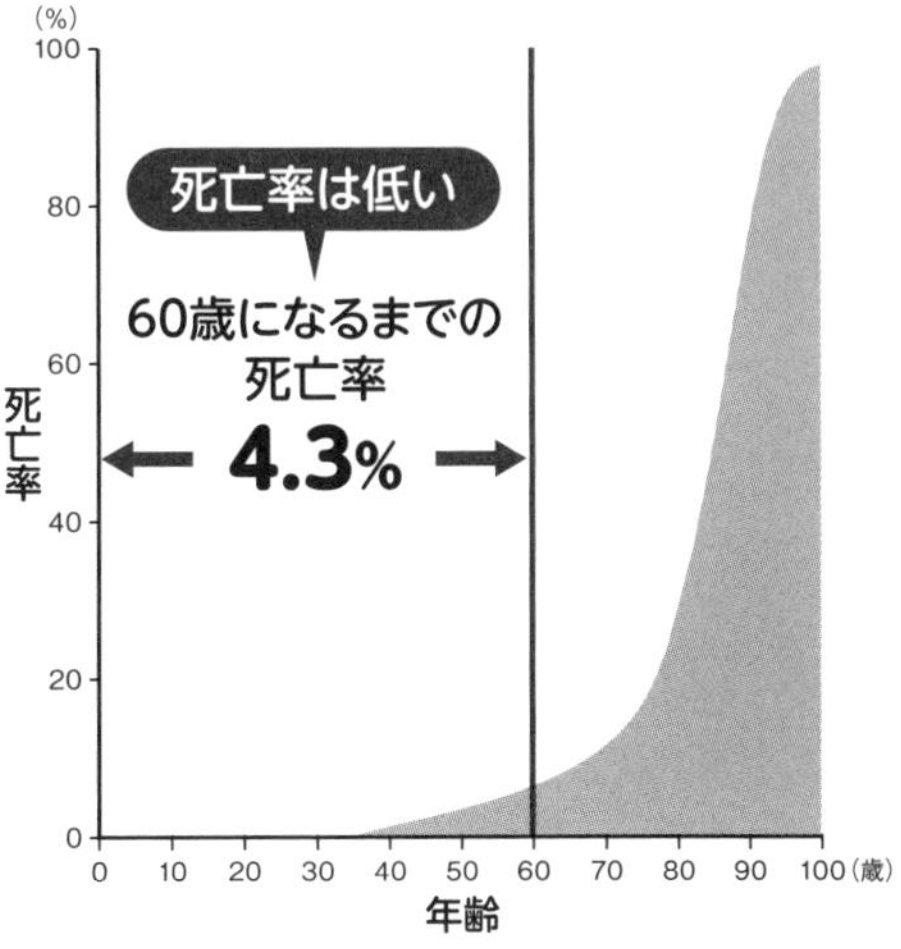

参考　厚生労働省 令和3年(2021)人口動態統計月報年計

02 体が老化するってどういうことだろう？

「老化」すると、どのような変化が体に起こるのか、想像してみてください。

「シワ」「シミ」「白髪」「脱毛」「老眼」「難聴」「物忘れ」「骨折」「関節痛」などでしょうか。

図に高齢者の身体の変化をまとめてみました。おおむね予想どおりですね。老化していくと生き物（ヒトを含む哺乳類）は同じような変化を示します。

図で表した**身体の変化は、各々の組織の働きの低下を示し**ています。この**変化の延長に「死にやすくなる」を当てはめると**、前項で述べた**「老化は死にやすくなる」こととつながり**ます。

身体の変化はさまざま現れますが、共通した特徴があるんです。それは「小さくなる」です。具体的にいうと、「皮膚は薄く弾力性がなくなり」「シワが増える」ほか、「骨や関節軟骨、筋肉も細く小さくなり」「折れやすくなったり」「歩きにくくなり」ます。「神経細胞も数が減り」「脳が小さくなり」「物忘れやバランスが悪くなり」ます。もちろん、動脈硬化などで血管が硬くなる例外もありますが、だいたい当てはまるんですね。

では、**老化すると、体はなぜ小さくなるのか。細胞と細胞の周りの大事な成分が減るから**です。

細胞は幹細胞《かんさいぼう》が細胞分裂することで増えますが、寿命が来ると細胞も死にます。毎日３０００億個の細胞が生まれ、３０００億個の細胞が死ぬというんですが、これでバランスが保たれているため、一見すると体全体の細胞数（37兆個）は変わらないように見えます。**血液の赤血球は骨の内腔の骨髄《こつずい》でつくられますが、寿命は１２０日で、最後は脾臓《ひぞう》でこわされ**ます。この**「つくる」と「こわす」のバランスが崩れ、「こわ**

高齢者の体の変化

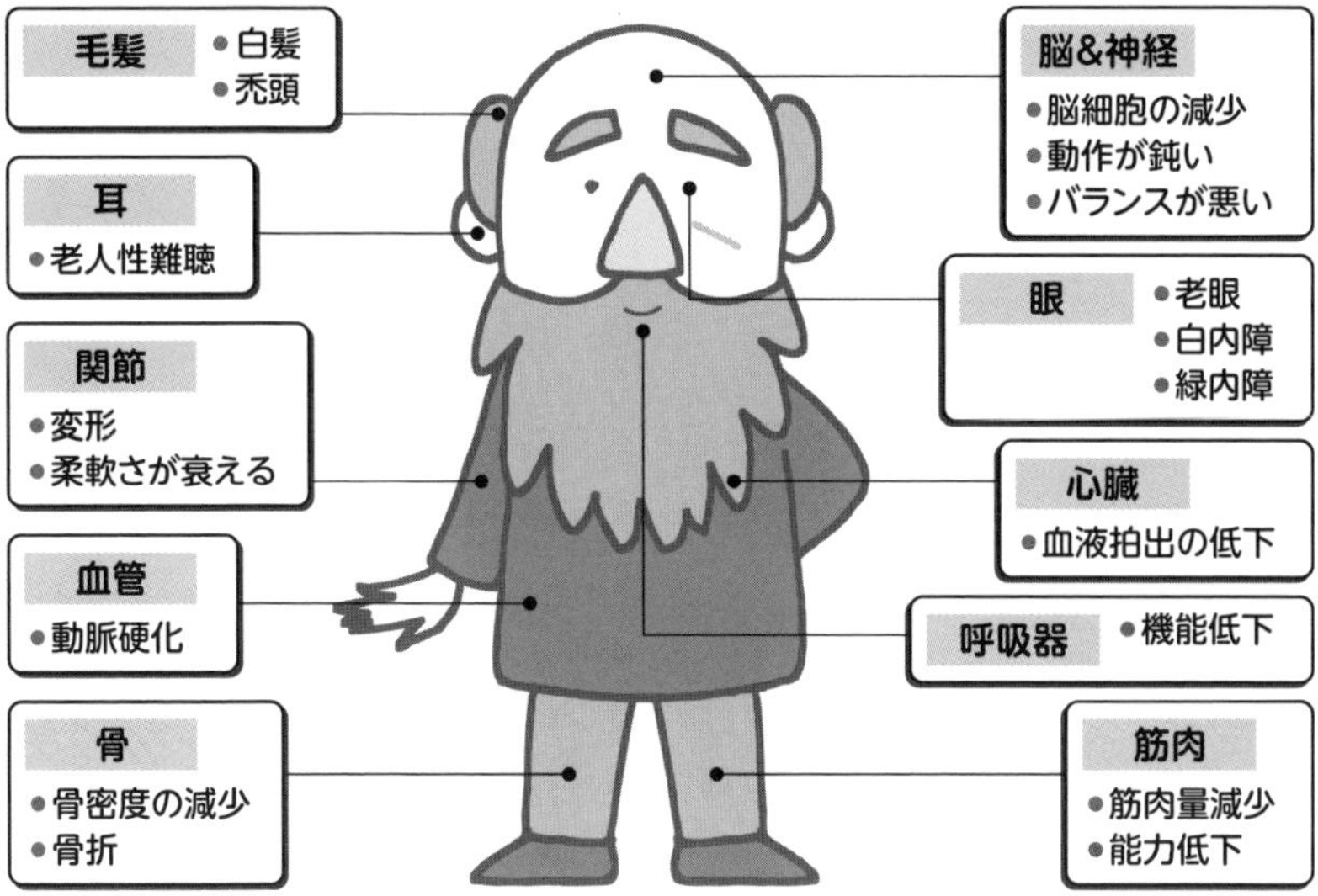

す」側に傾くと細胞数が減ることになります。体を構成する２７０種類の細胞すべてでいえることです。

　また、**細胞の周り（間質《かんしつ》）にもタンパク質、糖質、脂質が詰まっていて、この間質成分も歳を重ねると減少**します。**細胞と同じように「つくる」と「こわす」のバランスが崩れ、「こわす」側に傾くと間質成分も減って**しまう。**これらが同時に発生し、細胞と間質成分の減少によって臓器が小さくなる。そこで体も小さくなるという仕組み**なのです。

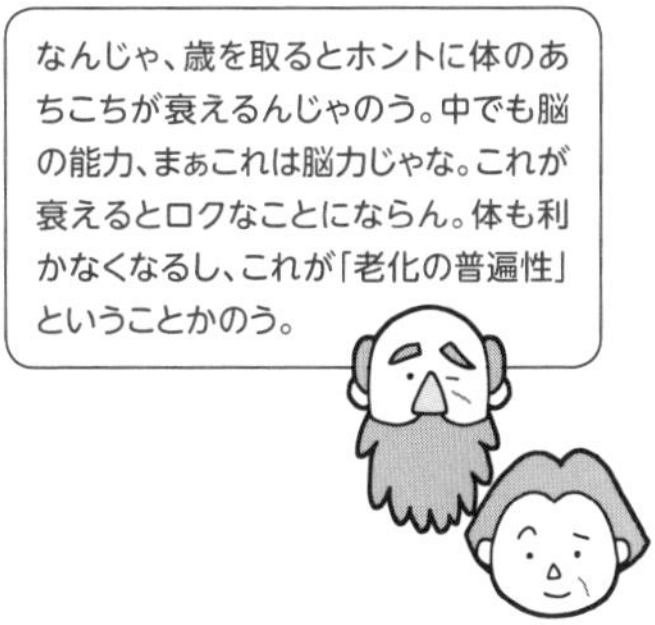

03

何がどうなったら体は老化するのだろう?

「老化」の原因は、100を超える説が提案されているものの、まだ定まっていないんですね。ただ、**共通した特徴が2つ**あります。**①悪いものが溜まる（蓄積）**と**②良いものが不足する（欠乏）**ことです。

①の例としては、遺伝子の元であるDNAに傷（変異）が蓄積したり、異常なタンパク質が蓄積します。DNAは遺伝子そのもので、私たちの人生や運命をつかさどる大切な設計図です。**生き物は、傷（変異）が入るとすぐに修理（修復）するシステムを何重にも備えて、傷（変異）が蓄積しないようにして**います。DNAに傷が入る環境（放射線や紫外線、たばこなど）に暴露《ばくろ》されても少しぐらいは大丈夫な理由です。

異常タンパク質は、普段は設計された形で正しい働きを保持しています。ところが、**さまざまな要因で形が変わってしまい（変性）、「つくる」と「こわす」のバランスが崩れて溜まってしまう（図A）**。いわばゴミ収集車の働きが落ちて、ゴミが至るところに散乱しているイメージです。

②は、幹細胞《かんさいぼう》の減少、ホルモンや補酵素の不足です。**幹細胞は各器官で働く細胞を生み出す大本の細胞**ですね。**その幹細胞が減少すると新しく細胞を生み出す能力が落ちてしまい、細胞数減少の原因となる**わけです。

〝ホルモン〟はさまざまな器官でつくられて分泌されます。血液などの体液を通して体内を循環しつつ働く成分で、**生物の正常な状態を支える大切な物質**です。ですが、女性ホルモンや男性ホルモンは、老化によって減るんですね**（図B）**。つまり、「良いものが不足する」わけです。

〝補酵素〟は細胞の中で働き、さまざまな酵素を

助ける物質で、ビタミン類や微量金属類があります。補酵素のコエンザイムQが老化で減ることも知られています。

こうした物質の不足は、補充することで補えるため、「細胞補充」や「ホルモン補充療法」などが試みられていますが、正しく不足を補うことがむずかしく、まだまだ発展途上の段階です。ただし、ビタミン類や微量金属は食品から摂取できるので、不足分の補充は比較的簡単です。

図A　加齢にともなうDNAの変化

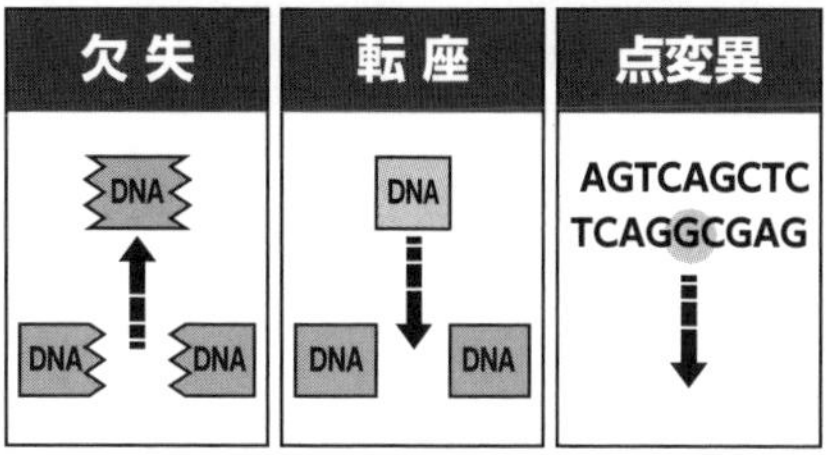

歳を取ると遺伝子修復機構が変調し、DNAに変化が生じる

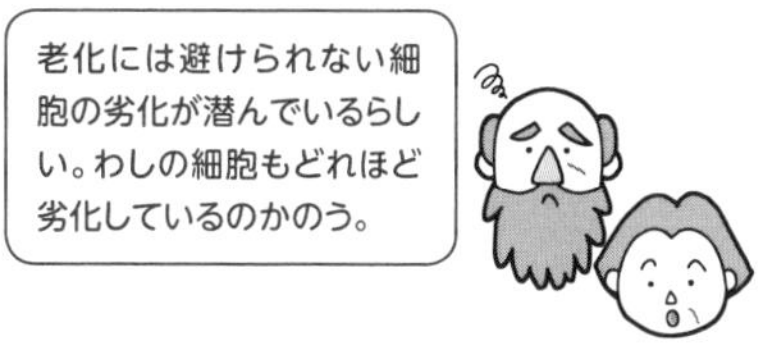

図B　加齢にともなうホルモンの変化

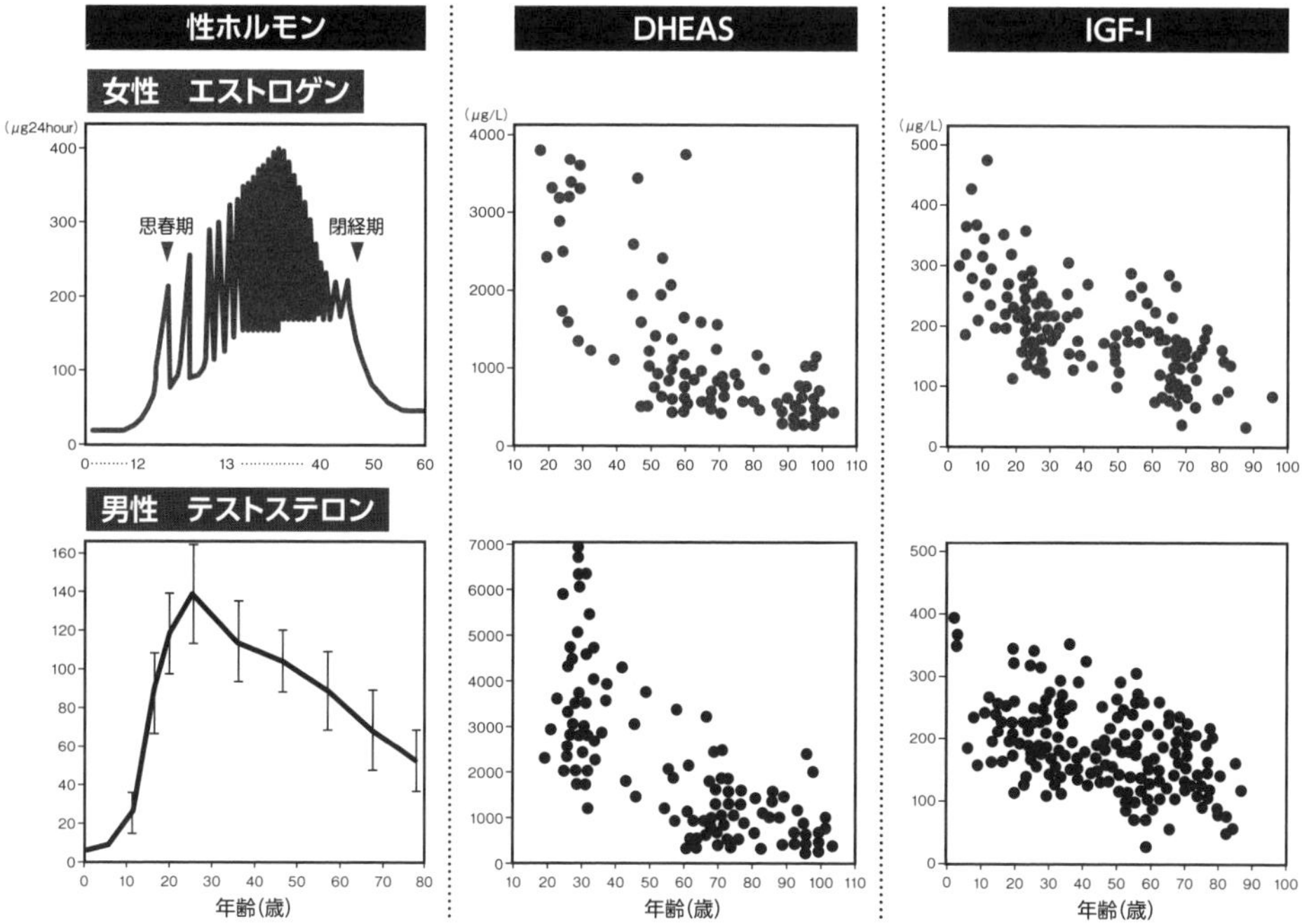

※DHEASは性ホルモン前駆体、IGF-1は成長を促すホルモン。

参考　Lamberts, S. W., van den Beld, A. W. & van der Lely, A. J.: The endocrinology of aging. Science. 278, 419-424, (1997).より引用改編

04
身体を構成する細胞が老化するってホントなの？

身体を構成する「細胞も老化する」と聞いたら驚きますか。私たちの**体は270種類の細胞が約37兆個集まってつくられている**んです。形や役割もさまざまですが、**いちばん多い細胞は血液の〝赤血球〟**。全体の3分の2を占めるといいます。その多さからみても、血液が酸素を体じゅうに運ぶことがいかに大切かわかります。

19世紀には、すでに体は細胞で構成されていることはわかっていましたが、「体は老化するが、細胞は老化しない」と考えられていました。その後、細胞を個体から取り出してシャーレ上で栄養を与え、培養することに成功しました。

当初は、個体から取り出した細胞は、無限に分裂して増え続けると考えられており、そうした解釈が長らく支持されていたんです。

ところが、**1961年に米国のヘイフリック博士が新説を提唱**しました。**細胞には分裂限界があるとした「複製老化」の概念**です（図A）。その説は確立され、**染色体末端の〝テロメア構造〟の短縮（回数券説）が老化を進めることが証明されたのです（図B）**。

さらに、**放射線や紫外線などのさまざまなストレスでも細胞は老化する**との**「細胞老化の特徴」**も明らかとなり、有力な説となりました。ですが、確認されたのは、体から取り出した細胞の特性であって、私たちの体の中の状況とは異なるのでは、と長らく論争が続いたのです。

それでも科学技術の進展によって、**「老化細胞は体の中の至るところにいる。歳を重ねると老化細胞数が増える。体にとって悪い因子（細胞老化関連分泌形質＝SASP）を分泌して慢性炎症を引き起こし、体全体に悪影響を与える」**ことが明

確化していきました。

きわめつけは、**老化した細胞を選択的に殺す方法が見つかった**ことです。その**処理によって老化を遅らせることが動物実験で判明**しました。現在、ヒトでの検証実験が進んでいて、ホットな話題となっているのです。

図A　細胞老化の要因と特徴

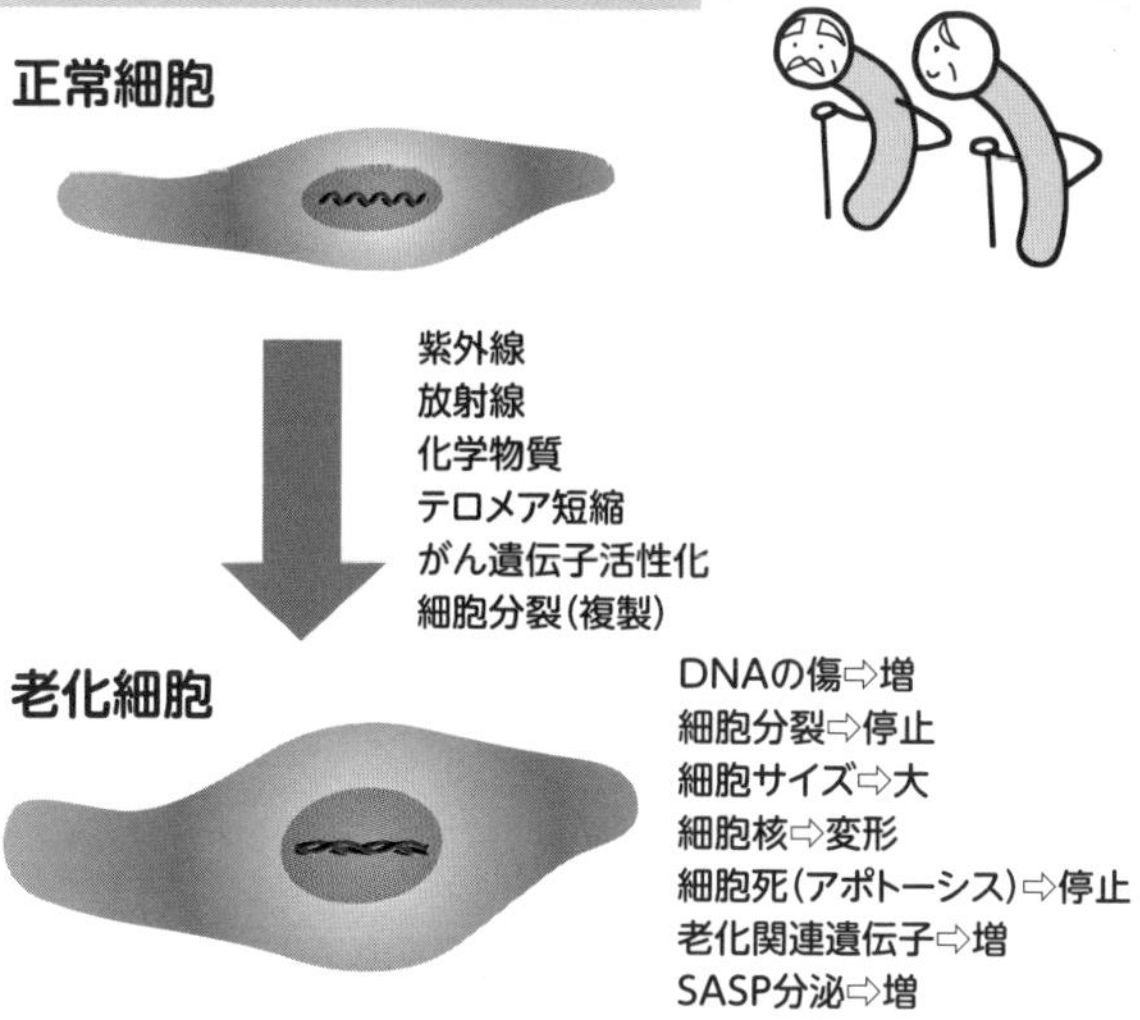

図B　テロメアの短縮

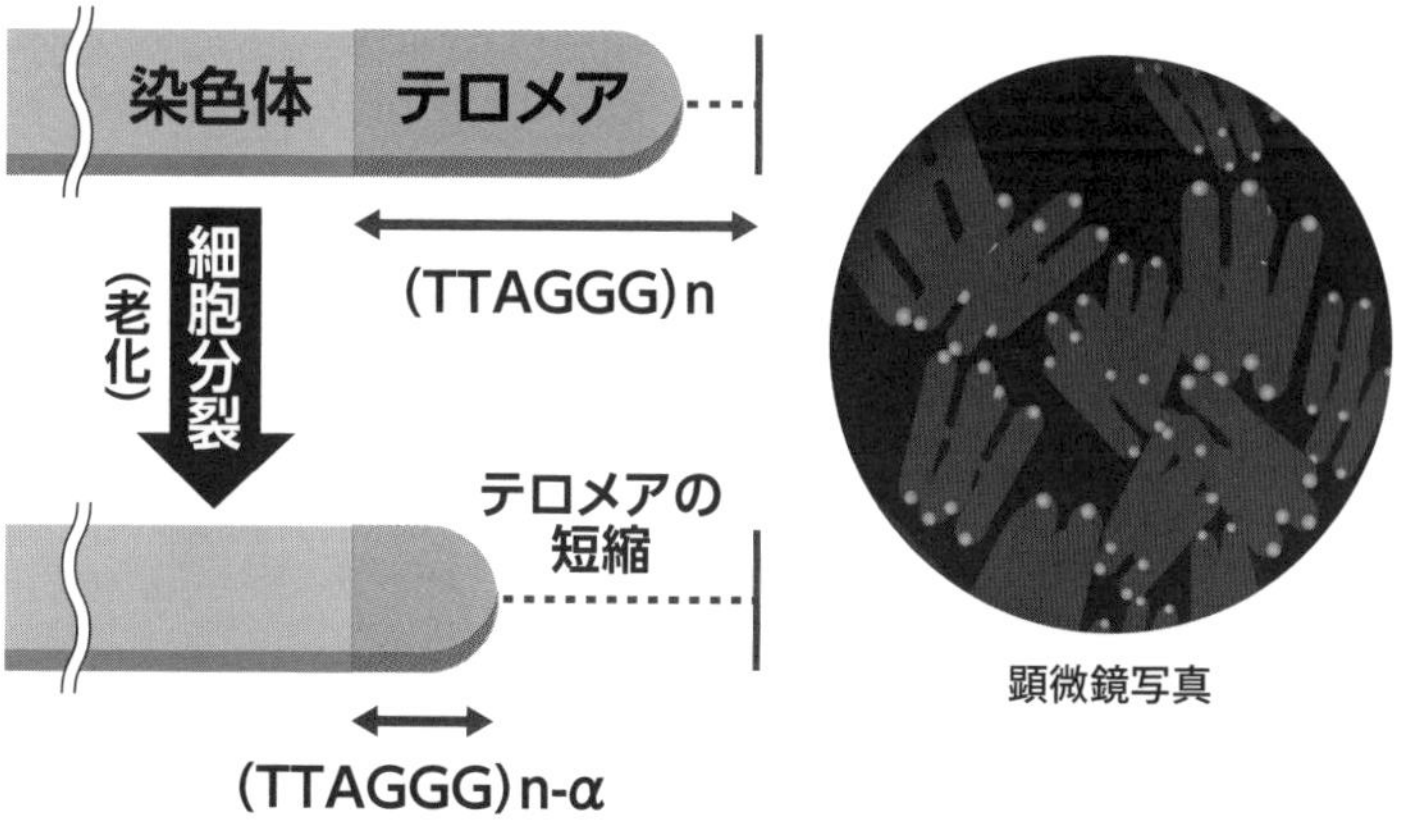

顕微鏡写真

参考　Gorgoulis V, Adams PD, Alimonti A, et al. Cellular Senescence: Defining a Path Forward. Cell. 179, 813-827, (2019).
Chaib S, Tchkonia T, Kirkland JL. Cellular senescence and senolytics: the path to the clinic. Nat Med. 28, 1556-1568, (2022).

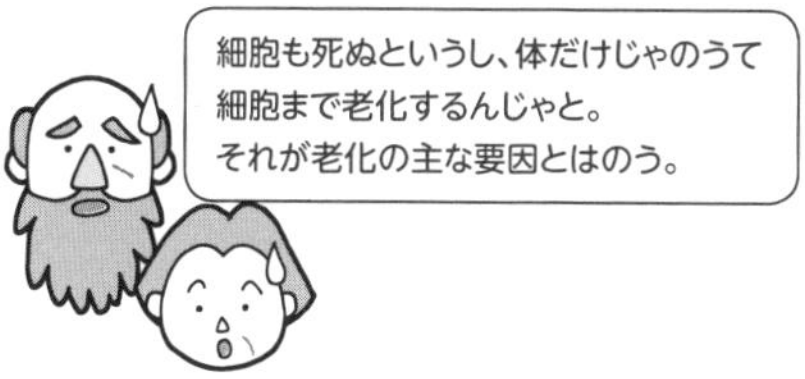

05

老化するとどうして体の動きが鈍くなるの？

歳を取っていくと、若いときに比べてさまざまな不具合を感じることになります。「老眼」「耳が遠い」「物忘れ」に悩んだり、「足腰が痛む」「歩行速度が遅い」「動作が緩慢」に打ちひしがれます。「歳だから」と一言ですませてしまいがちですが、ここではもう少し詳しく考えてみましょう。

「老化は小さくなること」「老化は悪いものが溜まり、良いものが不足する」「細胞も老化する」と述べてきました。体の動きが鈍くなるのもこれらで説明できます。

37兆個の細胞は、年齢を重ねると数が減り、老化した細胞も増えます。体の動きをつかさどる骨、筋肉、関節軟骨、腱《けん》などの運動器でも例外はなく、細胞数が減って老化すると機能が劣化するわけです。

骨量が減ると骨折の原因となり、筋肉が小さくなると筋力が落ちたことで咄嗟《とっさ》の動きができず、走れなくもなります。関節軟骨も擦り減ると痛み、関節の動きがぎこちなくなります。

また、**動きには脳や神経も関係**しています。**大脳や小脳の働きも体をスムーズに動かす協調性を担っているから**です。**運動神経や感覚神経も、運動器と脳の双方向をつなぐための情報交換にとても大切**です。**神経や脳も細胞数の減少や老化することで機能が悪くなり**ます。さらに**老化した細胞は、SASP（細胞老化関連分泌形質）因子を分泌して、体全体に悪影響（慢性炎症）を与え、ダメ押しする**こととなります。

また、運動器や神経も使わないと働きが悪くなるんです。そのため、運動習慣が滞りがちになると、いざというときに自分の体が動かないことに愕然となってしまうでしょう。ですが、たとえそんな経験をしたとしても、運動や食事などの生活習慣は、改善できるので、今からでも挽回するチャンスはあります。

最近、食品に含まれる成分に老化細胞を除去する作用やSASP因子を抑制する作用が発見され注目されています。勇気づけられますね。

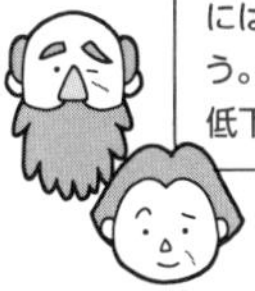

わしは最近落ち込んでおるんじゃ。早足で歩いているつもりだったのに、わしの横を若い女性が苦もなく抜き去っていくんじゃ。ウ〜ム、老いぼれるにはまだ早いわい。ウォーキングでもやろうかのう。それにつけても老化は体のあらゆる機能を低下させるし、まったく厄介なことじゃ。

高齢者のウォーキング効果

厚生労働省「健康づくりのための身体活動基準2013（概要）」によると、65歳以上の方が毎日40分体を動かすことを基本に、1回30分以上・週2日以上のウォーキング習慣を持つことで、

- **全身持久力と筋力維持の向上**
- **ロコモティブシンドローム（運動器症候群）の改善**
- **軽度認知障害（MCI）の改善**

が期待できるという。
また、一般的には

- **高血圧の改善**
- **心肺機能の強化**
- **骨の強化**
- **糖尿病の改善**
- **肝機能の改善**
- **肥満の解消**
- **動脈硬化の改善**
- **リラックス効果**
- **腰痛の改善**
- **脂質異常症の改善**

があるとされる。

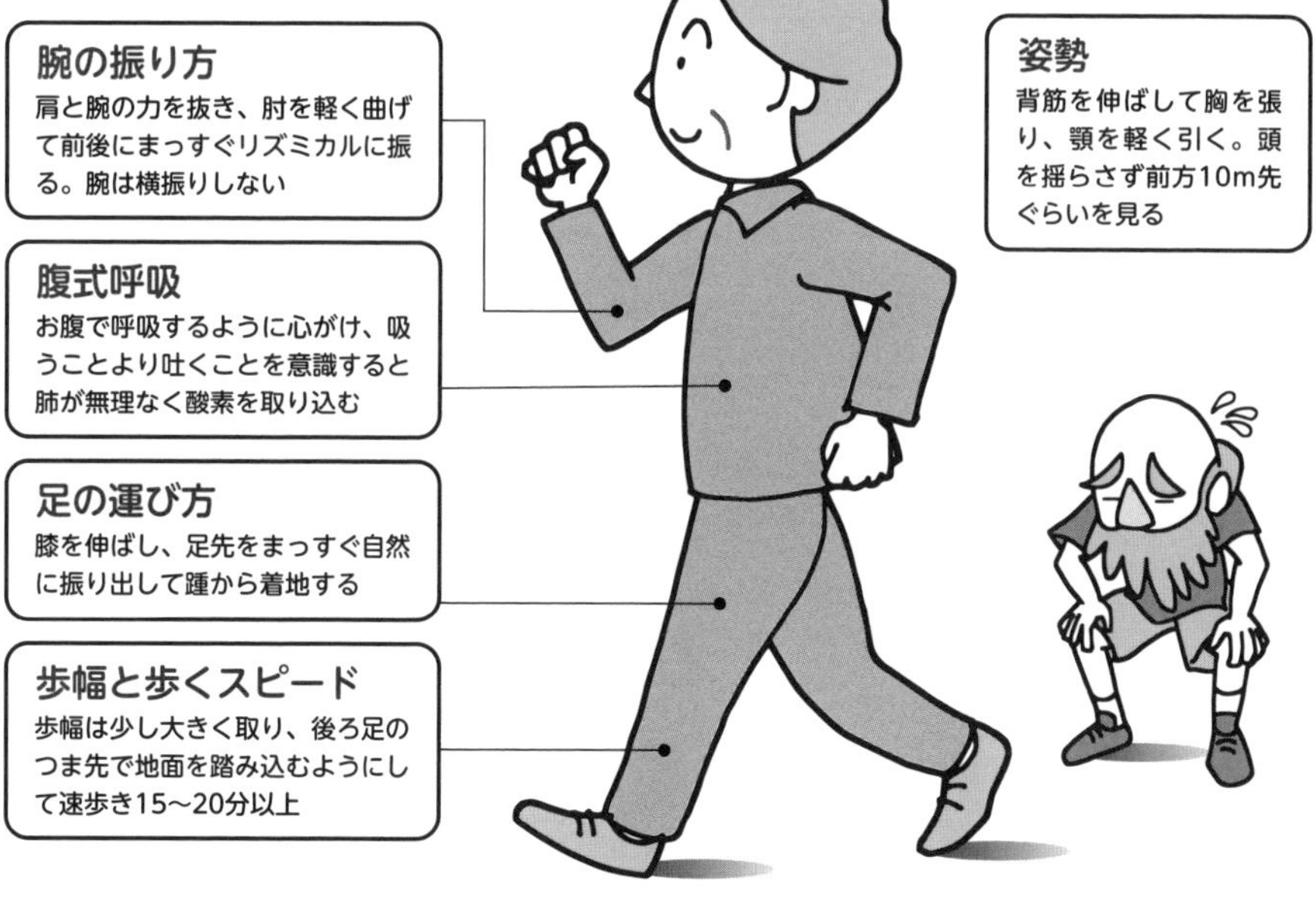

06 老化のスピードは遺伝で決まっているの？

「老化スピードや寿命は何で決まるのか？」とよく聞かれます。**遺伝子が3〜4割、環境が6〜7割**と答えます。

遺伝子が決める理由は2つあります。**1つ目は、さまざまな動物種は各々の遺伝子がすべて異なること**です。当然、寿命も動物種で違います。**体の大きい動物種ほど長生きの傾向（図A）**があるのですが、**ヒトは例外的に長生きなのでルールから外れます**。

もう1つは、**〝早老症〟**（22ページ）の発見です。「1つの遺伝子の変異だけで、老化スピードは速まる。早老症の原因となる遺伝子の働きは、遺伝子の傷（変異）を修復する働きだが、修復能力が低下すると老化スピードが速くなる」

この事実は、頷《うなず》けますね。ではなぜ3割程度の影響なのかというと、双子の人生を調べた観察研究から興味深い結果が算定されています。**一卵性双生児の遺伝子は兄弟や姉妹でまったく同じですが、二卵性双生児は年齢差のある兄弟姉妹と同じですから遺伝子は異なります**。双子の死亡年齢をプロット（グラフ化）すると、一卵性双生児と二卵性双生児は完全に重なりました。

遺伝子が老化スピードや寿命を１００％決めているのなら、一卵性双生児の兄弟や姉妹は同じ日に死ななければいけません。死亡年齢の近い双生児もいますが、実際にはバラバラです。２つのグラフのバラツキの割合をむずかしい方程式で計算すると、女性男性を平均して約25％で、遺伝子の責任が約3割と考えられます。この結果は**環境要因が強く影響する**ことを示しています。きっと、すぐに事故や病気、住んでいる場所、喫煙歴や飲酒歴などの生活習慣が浮かぶでしょう。

参考　Christensen K, Johnson, TE, Vaupel. JW. The quest for genetic determinants of human longevity: challenges and insights. Nat Rev Genet. 7, 436-448, (2006).

環境要因には、カロリー制限（過食を避ける）で生き物の寿命が伸びる（老化スピードが遅くなる）ことを明らかにした（図B）、非常に有名な実証例があります。アカゲザルでも検証されたため、ヒトにも外挿《がいそう》できると考えられます。ただ、高齢者は低栄養が問題になるので、太り過ぎの方を対象と考えるのが無難でしょう。

また、**国民総生産（GDP）と寿命の長さとが相関するという現実**があります。先進国では平均寿命が長く、発展途上国では平均寿命が短いからです。ホモ・サピエンスとして、同じヒトが居住する国で寿命が異なる事実には重いものがあるのです。

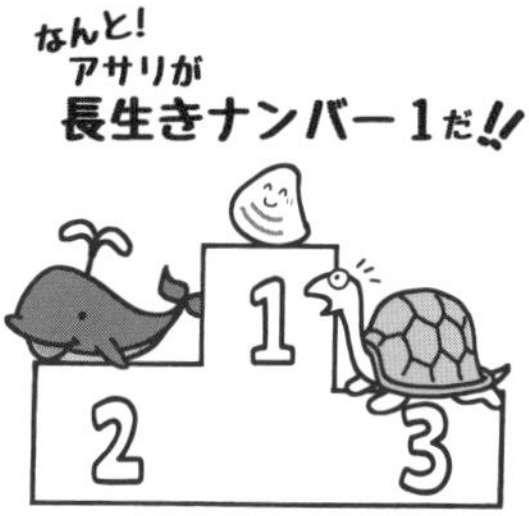

図A　生命は固有の寿命を持つ

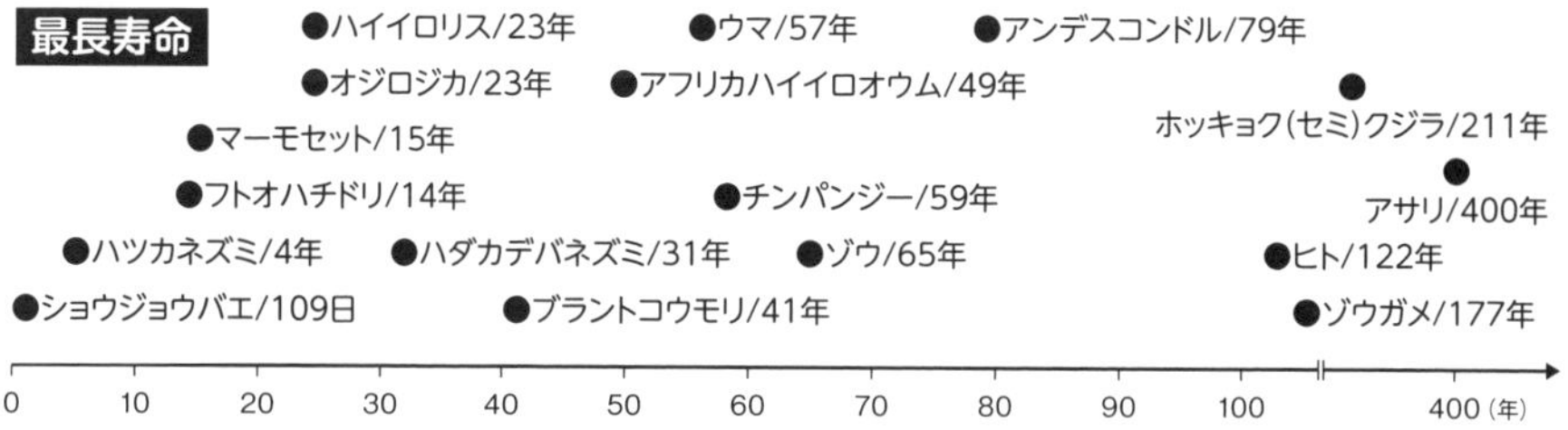

参考　Deweerdt S, Comparative biology: Looking for a master switch. Nature. 492, S10-11, (2012).

図B　カロリー制限で寿命が伸長

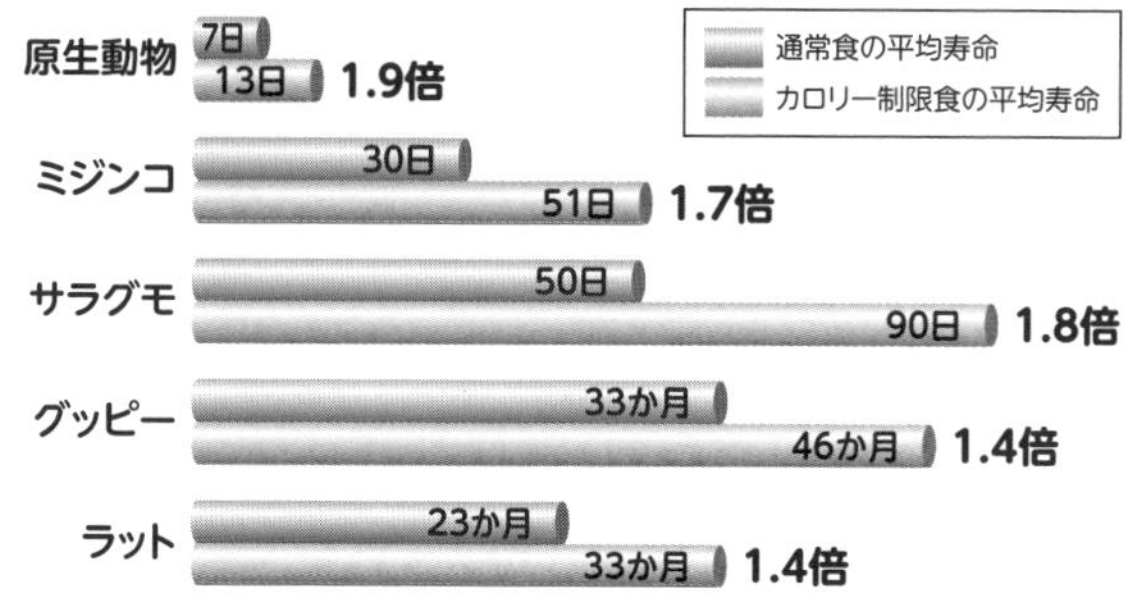

大きな動物が長生きするんじゃのう。なにしろ老化は遺伝的に組み込まれているというし、ストレスや運動などの環境によっても老化のスピードが変わるという。それでもカロリーを制限すれば寿命が延びるらしいのう。食べ過ぎ厳禁じゃ！

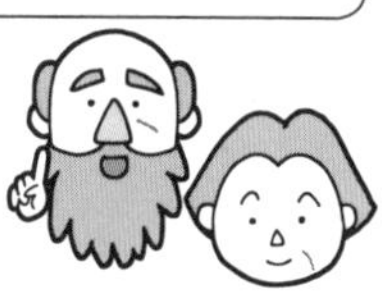

Column

早老症（ウェルナー症候群等）とは何か、そしてそのケアは？

by 清水孝彦

早老症は、老化に似た症状が実際の年齢よりも前倒しされて、若いときから見られる病気です。遺伝子の異常で発病しますが、世界中の早老症患者の約6割が日本人という症例に〝ウェルナー症候群〟があります。1904年にドイツの医師オットー・ウェルナー（Otto Werner）が初めて報告したために、病名にウェルナー先生の名前が付けられた病気です。

症状は、思春期を超えた20代から、脱毛や白髪が見られ、白内障も発病します。その後、手足の筋肉や皮膚も痩せて硬くなるうえ、糖尿病や脂質異常症（コレステロールや中性脂肪の異常）も多くなり、40代でがんや心臓の病気に罹患して亡くなってしまう病気です。

しかし、現在では、糖尿病や脂質異常症に対する治療法が進化したことで、50～60代まで生きられる方も見受けられるようになりました。

原因となる遺伝子の異常とは、〝WRN遺伝子〟（病名から呼称された遺伝子）のことで、両親から受け継いだWRN遺伝子に変異があると発病するのです。

WRN遺伝子は、本来、遺伝子（DNA）の傷を修復する働きを持っていますが、罹患される方はその働きが弱い（無い）ことから発症してしまうのです。

ほかの早老症もあります。〝ハッチンソン・ギルフォード早老症候群〟です。カナダ人の患者アシュリー・ヘギさんが、何度かテレビなどで紹介されたので、記憶している方もおられるかもしれません。

この病気は、小児期の10代から動脈硬化を発病し、それが原因で脳や心臓の血管が非常に悪化して、最終的に重い障害で亡くなられます。ハッチンソン・ギルフォード早老症候群は、平均寿命は14～15歳という、たいへん傷ましい病気なのです。

この病気もＬＭＮＡ遺伝子の変異で発病するとても稀な病気ですが、症状がとても重いために関心度が高く、広く知られています。

残念ながら、ウェルナー症候群もハッチンソン・ギルフォード早老症候群も、根本的な治療法はいまだに見つかっていません。医学界としては、さまざまな症状を発病するたびに症状を緩和する対症療法しかないのが現状なのです。

●ウェルナー症候群の臨床症状と出現年齢

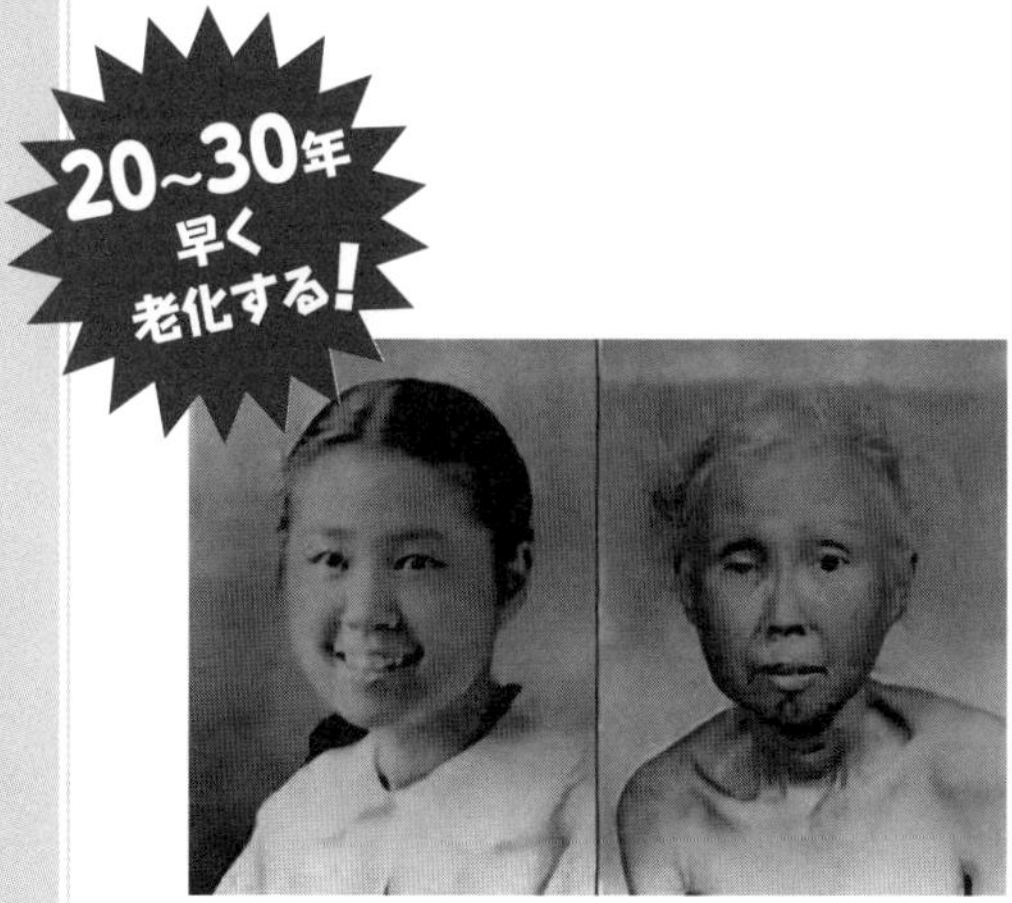

ウェルナー症候群の女性（15歳、左）、同じ女性の48歳のときの写真（右）。老化が早く進む。

写真　国際レジストリ登録（ワシントン大学病院）/ウェルナー症候群

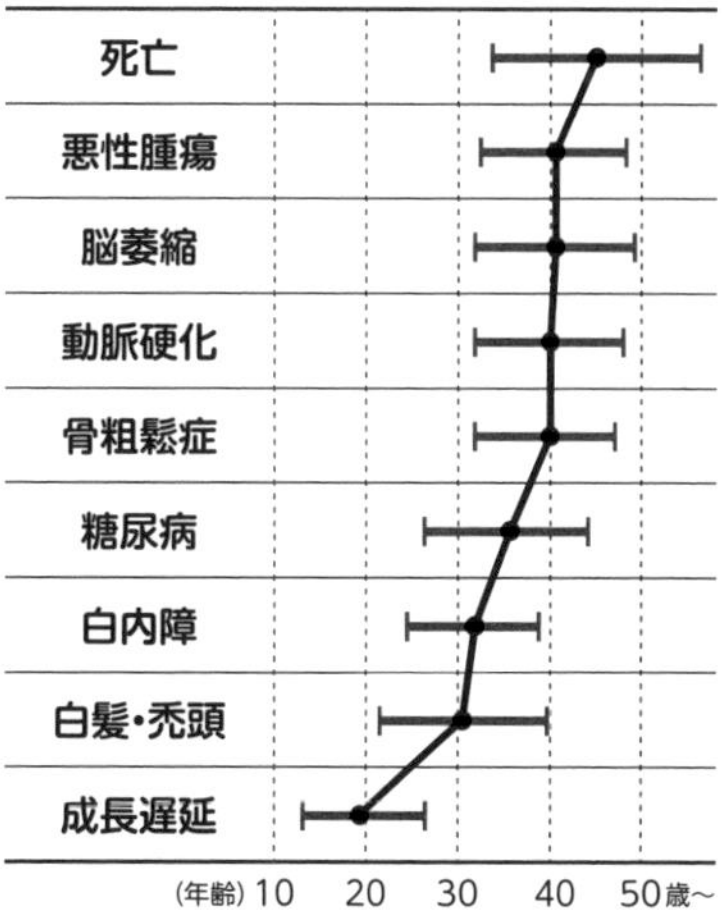

参考　1.千葉大学大学院医学研究院　内分泌代謝・血液・老年内科学HP 2.ウェルナー症候群ハンドブック

07

老化したら元に戻れないってホントなの？

秦の始皇帝は不老長寿の薬を求めて方士の徐福《じょふく》を東方に遣《つか》わした。徐福が「東方の三神山に長生不老の霊薬がある」と、いわばホラを吹いて始皇帝に取り入り、３０００人の男女の子どもたちと多くの技術者（百工）を連れて東方に船出したのだそうです。伝説では日本に渡来したといいますが、徐福がそれを見つけたかどうかは定かではありません。昔から「不老長寿」は権力者の欲望の対象となっていたんですね。

「老化はもとに戻れるか？」という問いをよく耳にします。答えは「戻れない」。そもそも**老化の定義としては、元に戻れないのが老化**であって、だから、こうした問いには複雑な気持ちになってしまいます。

ともあれ、老化を押し留めるには、前の項で述べたように、「老化は小さくなること」「老化は悪いものが溜まり、良いものが不足する」「細胞も老化する」という現象を元に戻さないといけないわけです。

細かくいうと、**ＤＮＡの傷や異常タンパク質の蓄積を抑え、加えて老化細胞数も減らさないといけません（図Ａ）**。また、**低下したホルモンや補酵素も増やし、若者のレベルに近づけないといけない**わけです。

食事の制限（カロリー制限）が寿命を伸ばすことは事実ですが、**老齢期であってもカロリー制限をすると健康指標が改善する**ことは知られていました。カロリー制限は、いつからはじめても恩恵に預かれるんです。

最近は、カロリー制限をしなくても、**空腹時間を断続的に繰り返せば（断食）、カロリー制限と同じ恩恵を受けられることが動物実験で確認**されました。

また、寿命や老化を制御する遺伝子がたくさん確認されたことで、薬や遺伝子操作実験により新たな知見が集まってきました。**mTORという鍵《かぎ》酵素《こうそ》（律速酵素《りっそくこうそ》）の働きを抑える薬は、大きく寿命を延長し、老化細胞のSASP分泌も抑え**ます。

補酵素NAD^+が老化によって減るのを前駆体を摂取して、**NAD^+の減少を元に戻す〝NADブースター法〟も寿命延長や老化細胞のSASP分泌を抑え**ます。加えて、**老化細胞を選択的に殺除去する〝セノリシス薬〟や〝セノリシス食品物質〟**もたくさん見つかっているんです。

ヒトでの検証実験の結果を待たないといけませんが、もしかすると「老化は元に戻せないが、老化時計の針を少しだけ戻せる日」が来るかもしれない。目が離せない話題ですね。

図A　老化の大きな原因はDNAに蓄積された傷

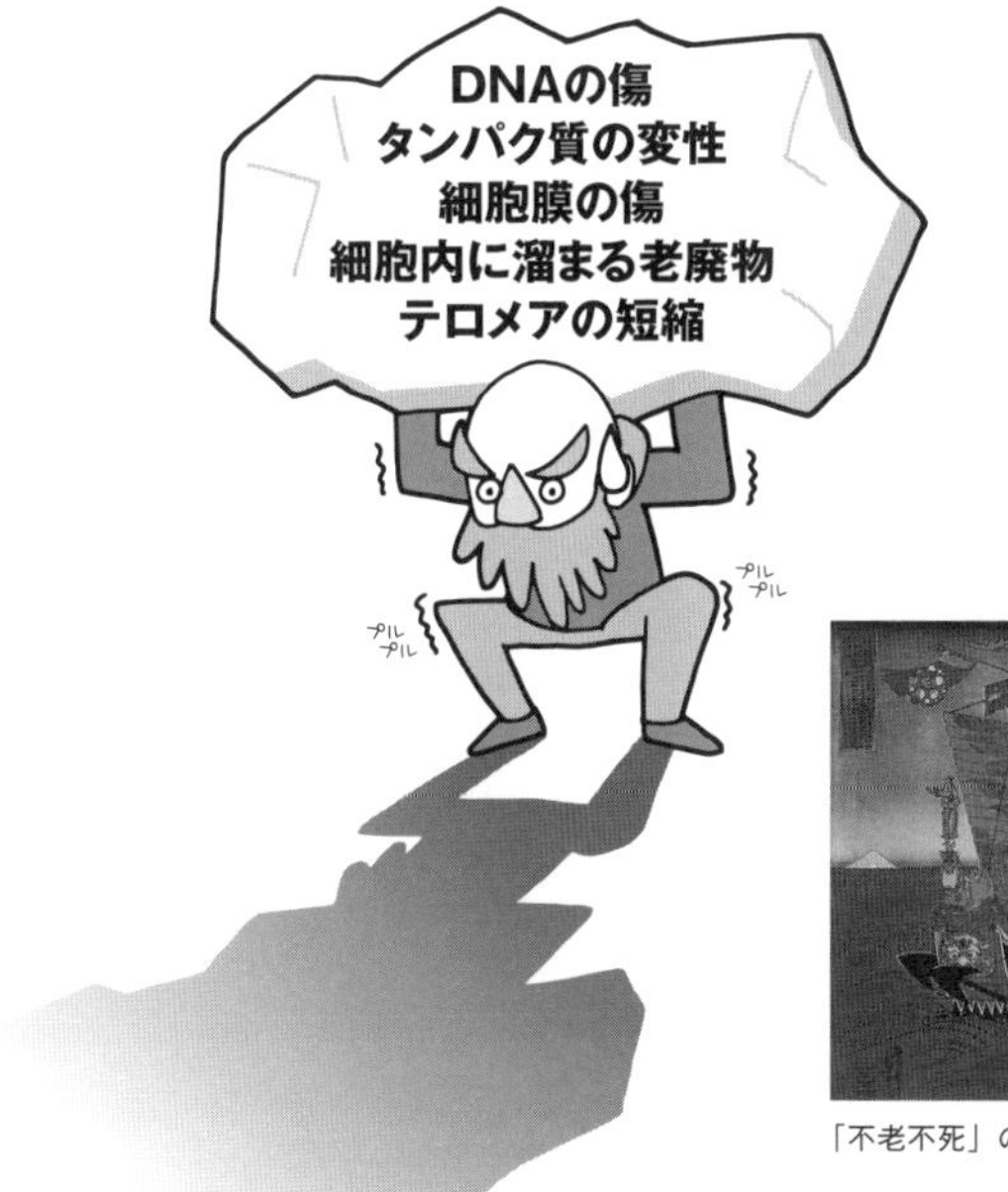

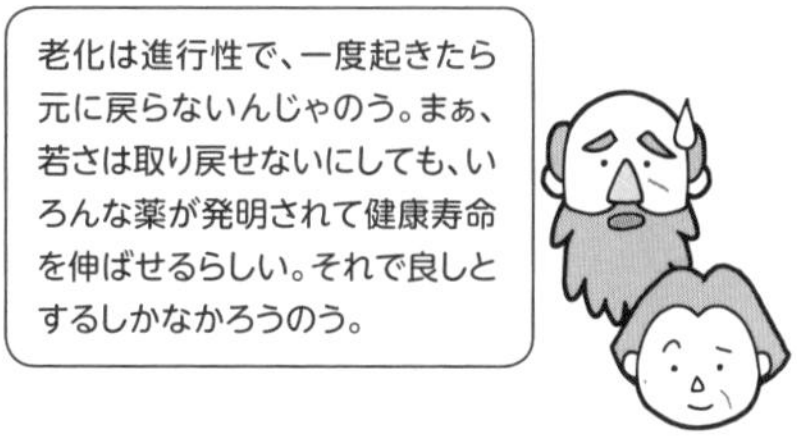

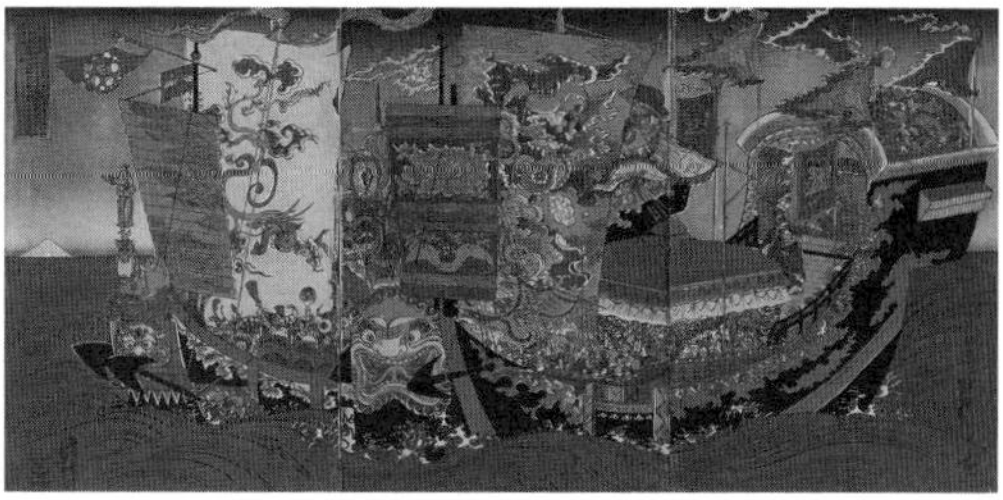
「不老不死」の妙薬を求めて船出する徐福（歌川国芳画）

08

心（脳）が老化するってどういうこと？

脳もほかの組織と同じように、「小さくなる」「悪いものが溜まり、良いものが不足する」「細胞が老化する」ことが避けられません。つまり、**脳は老化する**わけです。

ただし、**脳にはほかの組織と様子が違い、その細胞に特徴があり**ます。神経細胞は特殊な細長い形（**軸索《じくさく》**）をしていて、手足（**樹状突起**）もたくさんあり、**神経細胞同士で手を伸ばして触り合って（シナプス）いる**んです（**図A**）。**神経細胞は情報を電気信号で送り合い、思考や感情、記憶などを行なう司令塔の役を担って**います。

神経細胞の周りにも特殊な細胞たちが隣り合っています（**図A**）。**オリゴデンドロサイト**は、〝**ミエリン鞘**〟という絶縁体で軸索をおおい、神経細胞からの信号が混線しないよう役割を果たしているし、**アストロサイト**や**ミクログリア**は、神経細胞への栄養の供与や異物の除去などの役割を持ち、神経細胞のサポートをしているんです。

神経細胞は分裂しないため複製老化とは無縁です。ですから細胞老化はしませんが、周辺の**オリゴデンドロサイトやアストロサイトが細胞老化して、本来の役割を果たさない、あるいは逆に神経細胞の働きを邪魔しはじめる**のです。

前段の「小さくなる」とは、神経細胞や周りの細胞がたくさん死に、「つくる」と「こわす」のバランスが崩れて脳全体が小さくなってしまうことです。これは誰しも避けられず、**歳を重ねると脳は小さく（萎縮《いしゅく》）なり**ます。

ただし、**脳が小さくなっても認知症になるわけではありません。認知症を発症するには、萎縮に加えて、「悪いものが溜まり、良いものが不足する」ことが必要**です。**代表的な認知症が「アルツハイ**

マー病」ですね（図B）。この病気では、**細胞の外側に〝老人斑《はん》〟が、細胞の中に〝神経原線維変化〟と呼ばれる異常なタンパク質が溜まり**ます。そのため、異常タンパク質成分を標的にした薬の開発が行なわれているわけです。

　また、神経細胞を助けるホルモン（BDNFなど）や神経伝達物質（アセチルコリンなど）の減少が、「良いもの」の不足する例として知られています。

　脳は心をつかさどっています。体が老化しても脳（心）は老化しないようにしたいものですね。

図A　神経細胞と周辺の細胞

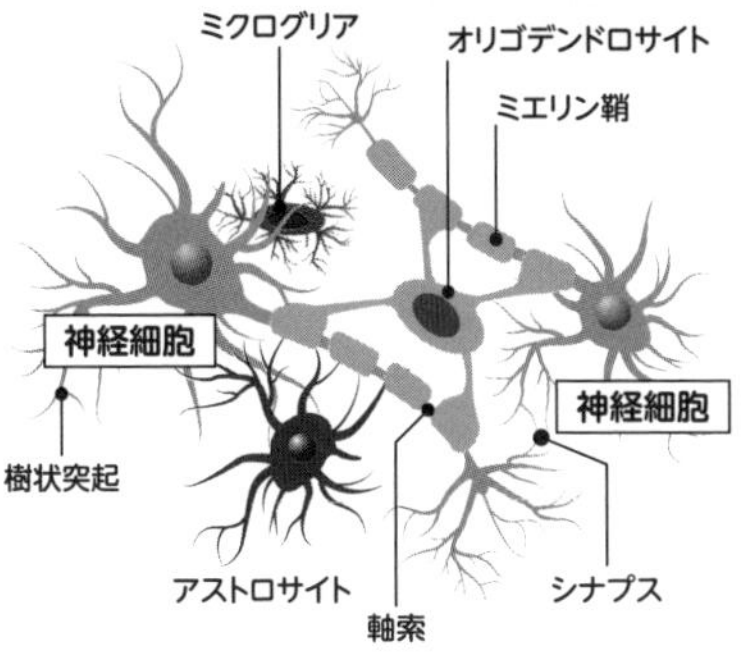

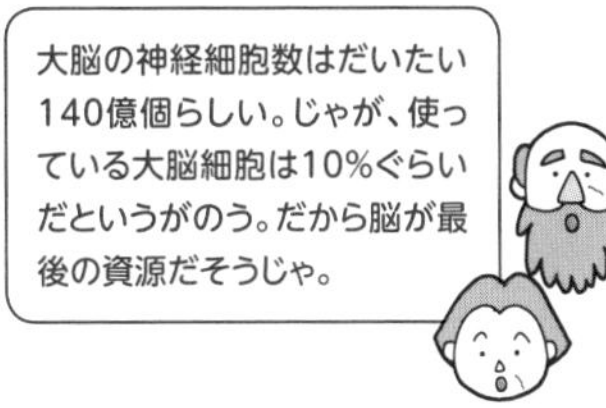

図B　アルツハイマー病

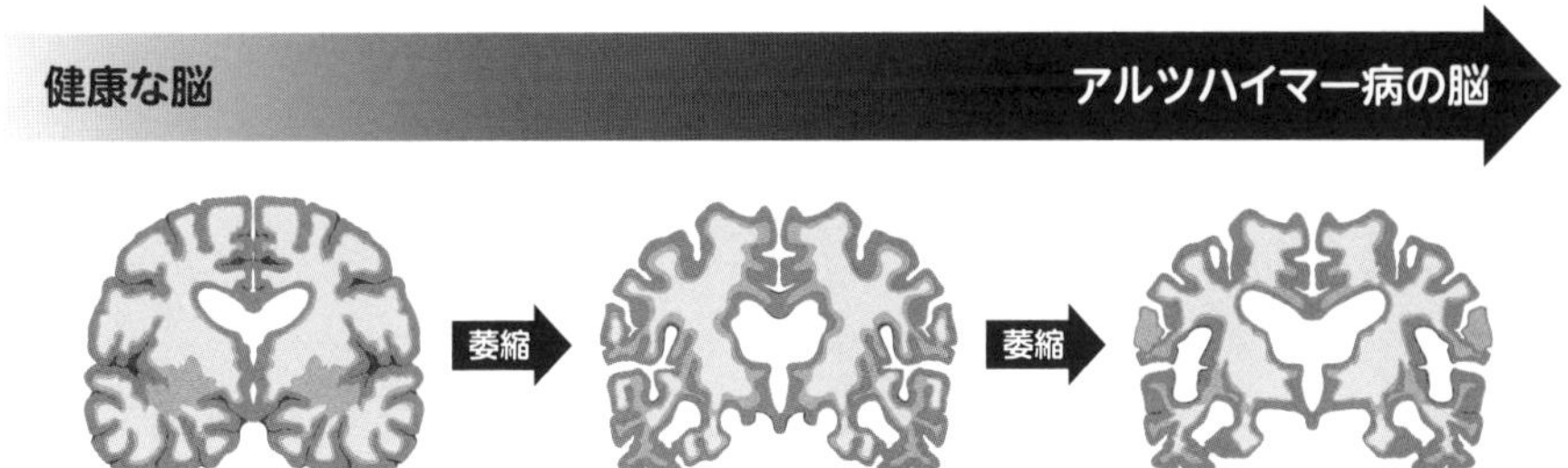

- 神経細胞が死滅し、脳が萎縮
- 記憶障害や認知障害が進行。徐々に生活機能を喪失
- 脳に老人斑と神経原線維変化が出現

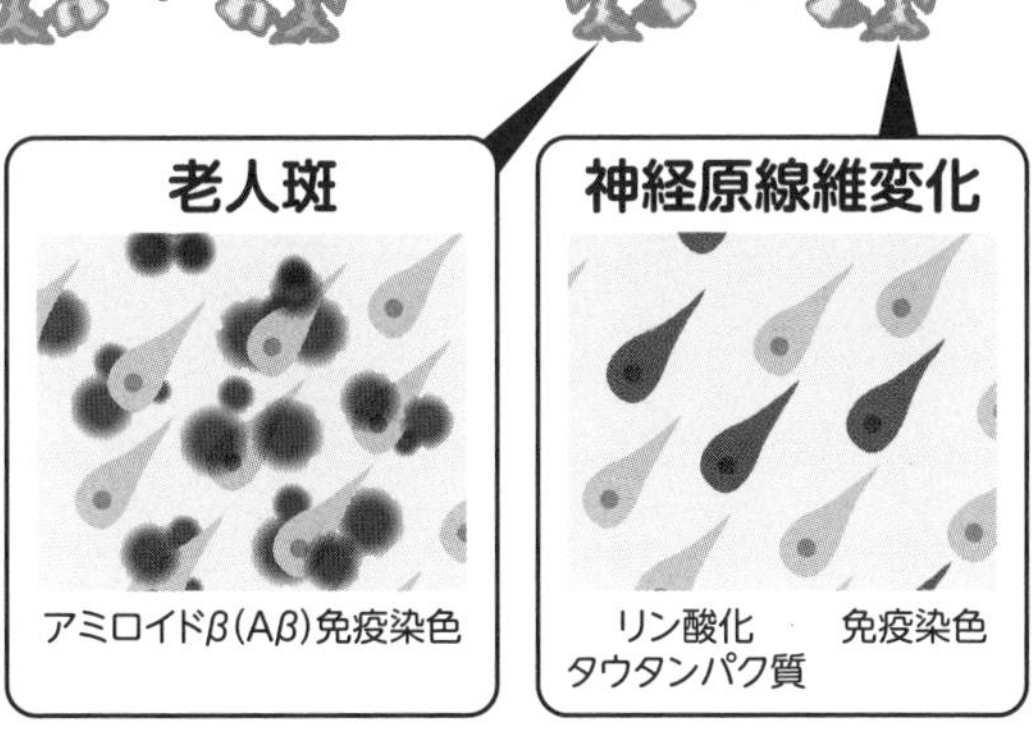

09

日常生活が変わると老化がどんどん進んでいくの？

日常生活は老化に大きく影響するわけです。20ページでも述べましたが、遺伝子の影響は約3割、ということは日常生活（環境）が約7割も影響するということです。

ですから、摂取カロリーの過多で肥満になれば生活習慣病になり、老化が早まる。逆にカロリー不足で痩せすぎると栄養不足から種々の病気を抱え込む。昔から腹八分とよくいったもので、基礎実験のデータでもこの言い伝えが支持されています。

また、ストレスは体によくないといわれます。ストレスには各種あって、大きく「精神的なもの」「物質的なもの」に分かれます**（図A）**。悲しいことやイライラなどで**精神的にストレスを感じると、腎臓の上にある副腎から〝コルチゾール〟というストレスホルモンが分泌**されます。実は、このホルモンは諸刃の剣です。コルチゾールは主にストレスから体を守る働きをしますが、多過ぎると逆に体に悪影響が出てしまう。実際、**コルチゾール過多は、脳に老人斑が溜まりやすいという研究が報告されている**のです。

物質的なストレスとは、紫外線や喫煙・副流煙、工場煙などの化学物質の暴露です。これらの物質は、直接・間接的にDNAを傷つけるので、細胞を死なせたり老化させたりする。その結果、老化を速めるわけです。

私たちの体には、本来、**どんなストレスにも対抗できるように何重にも防御システムを持ってい**ます。たとえば紫外線を防ぐためにメラニン色素をたくさん産出して皮膚を黒くする。DNAを傷つける活性酸素種を解毒する酵素（SODなど）や物質（ビタミンなど）をたくさん保持している。

図A 身近にある外的ストレスと内的ストレス

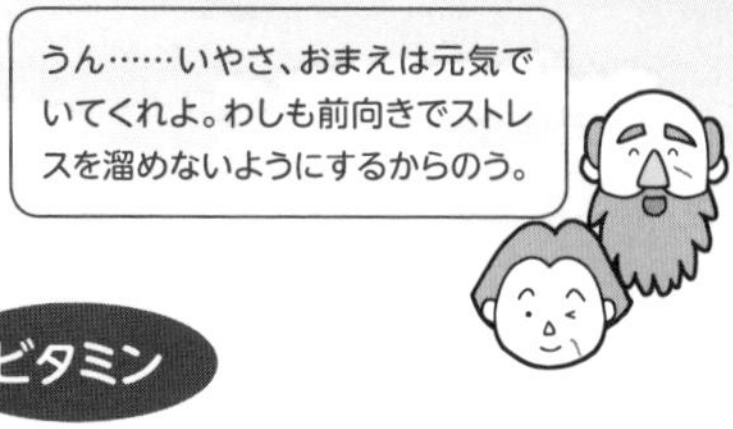

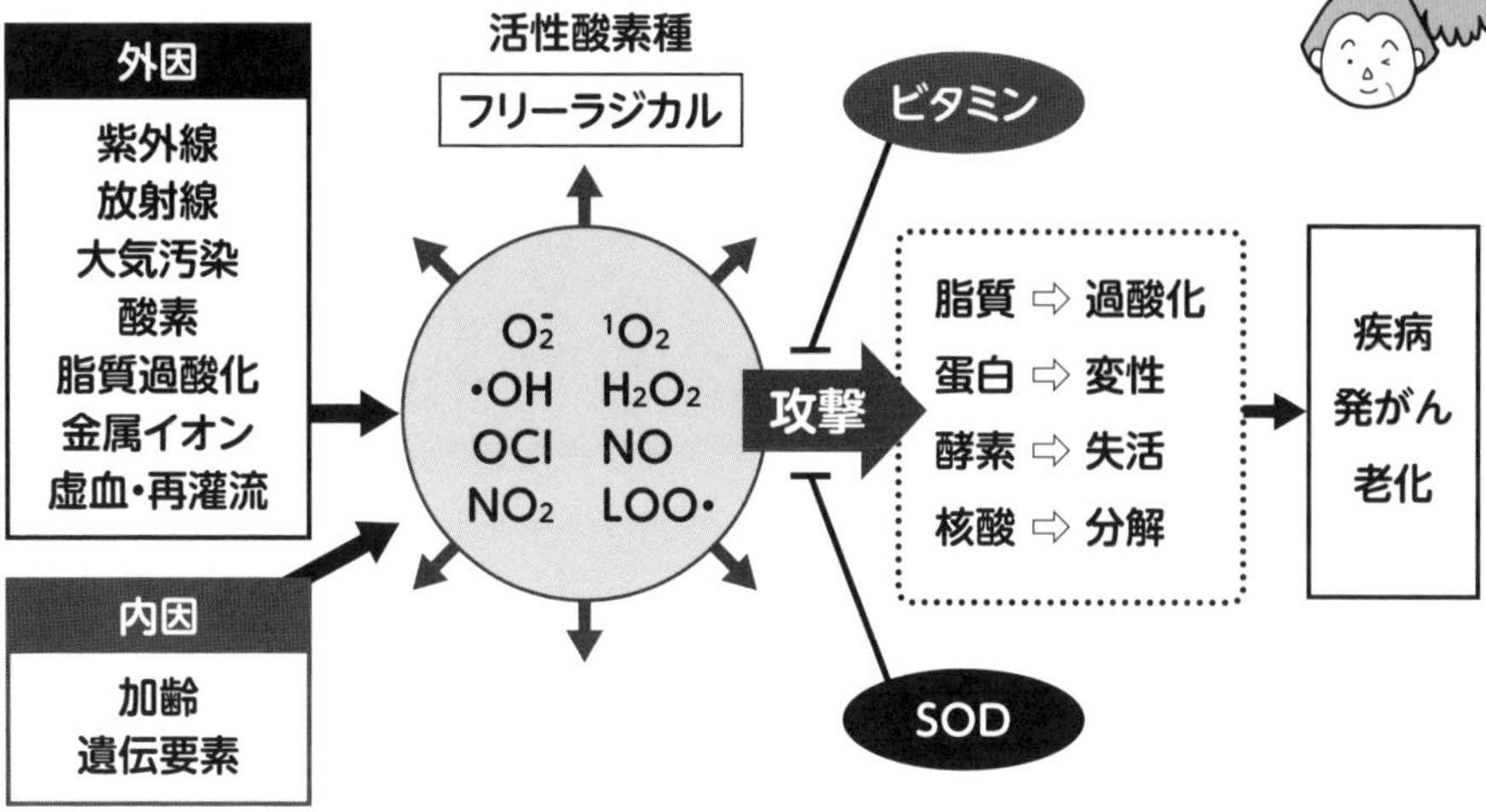

傷が入ってもすぐに元に戻す修復酵素が常備されている。こうした対抗措置で体を健康に保っているわけです。

ただし、繰り返し書いてきましたが、「つくる」と「こわす」のバランスが崩れてはいけません。最近は、**〝ロバストネス〟(頑強さ)や〝レジリエンス〟(回復力)という言葉が注目**されています。つまり、ストレスに対抗して回復力をつけるためには、「健康的な日常生活(運動、食事、生きがいを持つ)を維持し、ストレスの少ない日常を過ごす」ことが求められるとの謂《いい》ですね。

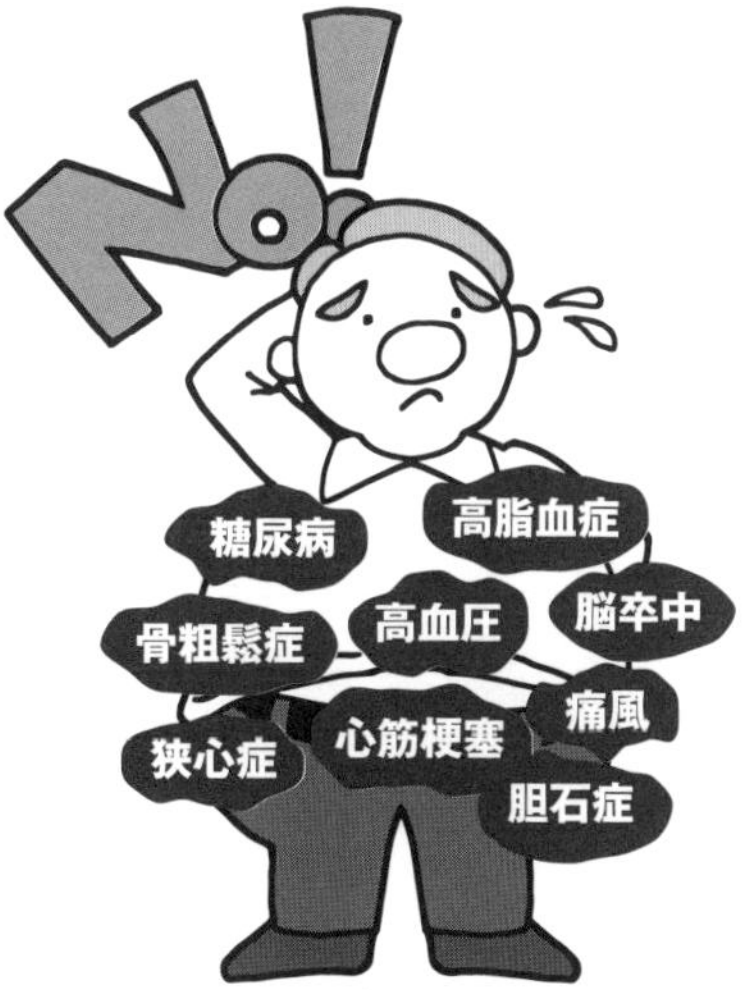

10 老化するってなんなの？病気なの？

老化を研究している仲間内で、**「老化は病気なのか？」**とよく話題になります。答えは**「病気ではない」**です。生きとし生きるものにとって「老化」は、当たり前に起こり、避けられない。だが「病気」は避けられる。それが理由です**（図Ａ）**。

相当の高齢者でも大きな病気に罹《かか》らず、元気に自立した生活を送っている方がたくさんおられます。研究室で、年老いたハツカネズミを観察していると、白髪や脱毛は少々あるものの、明らかに病気のない個体を多く見かけます。だから、**病気と無関係に老化することを「正常老化」（生理的老化）**とし、対比的に**病気になる老化を「異常老化」（病的老化）**と区分けして使い分けています。ただし、**こうした区分けは生きる時代で移り変わるのではないか**と感じていますが……。

10ページの項でも述べましたが、150年ぐらい昔では、老化が進む前に病気（多くが感染症）で亡くなっていました**（図Ｂ）**。医療技術や衛生状態の進歩で平均寿命がどんどん伸びてくると、高齢に達しても元気な老人が増え、病気のない「老化」が増えました。

ですが、昔と今では老化のベクトルが異なっているように見えても、実際には同線上に連続しているのではないか。つまり、生存時間の長さは違っても、老化は同じ線上を歩きつつ病気の起こる過程（前段階）を示しているではないか、ということです。

先に「老化は病気ではない」といいました。ところがその考えも揺らぎはじめています。21世紀になると技術の進歩はさらに加速し、特に**分子生物学や遺伝子工学技術により、〝寿命遺伝子〞〝老化遺伝子〞や〝アンチエイジング〞（抗老化）の**

言葉が巷に溢れるようになってきました。**研究室レベルでは、老化細胞除去や寿命を伸ばす薬の開発など、老化時計の針が戻りそうな勢い**になっています。

老化研究をリードするハーバード大学のデビッド・A・シンクレア博士が、2020年刊行の『LIFESPAN 老いなき世界』（東洋経済新報社刊）と題した本で、「老化は治せる病気である」との考えを示し、大きな話題となりました。時代が進むと、もしかすると近い将来には、これまでの概念が180度変わって**「老化は病気だ。だから治療しよう！」とふつうに会話する日常が訪れるのかもしれません。**

図A　加齢による体の変化

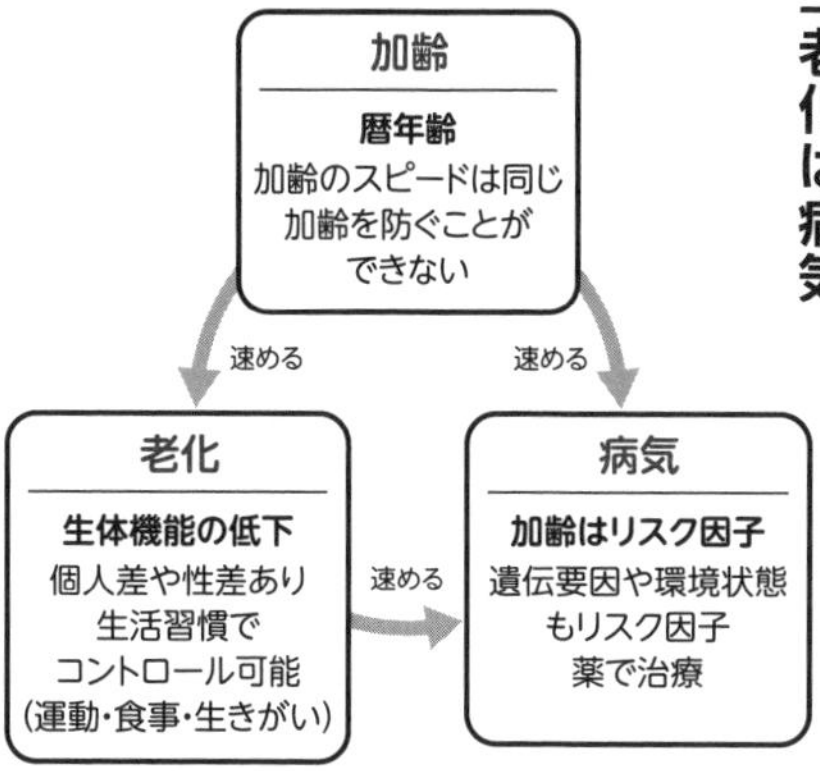

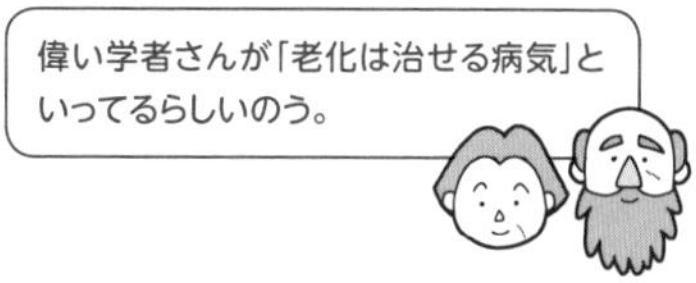

図B　日本人の寿命はどう変化したか

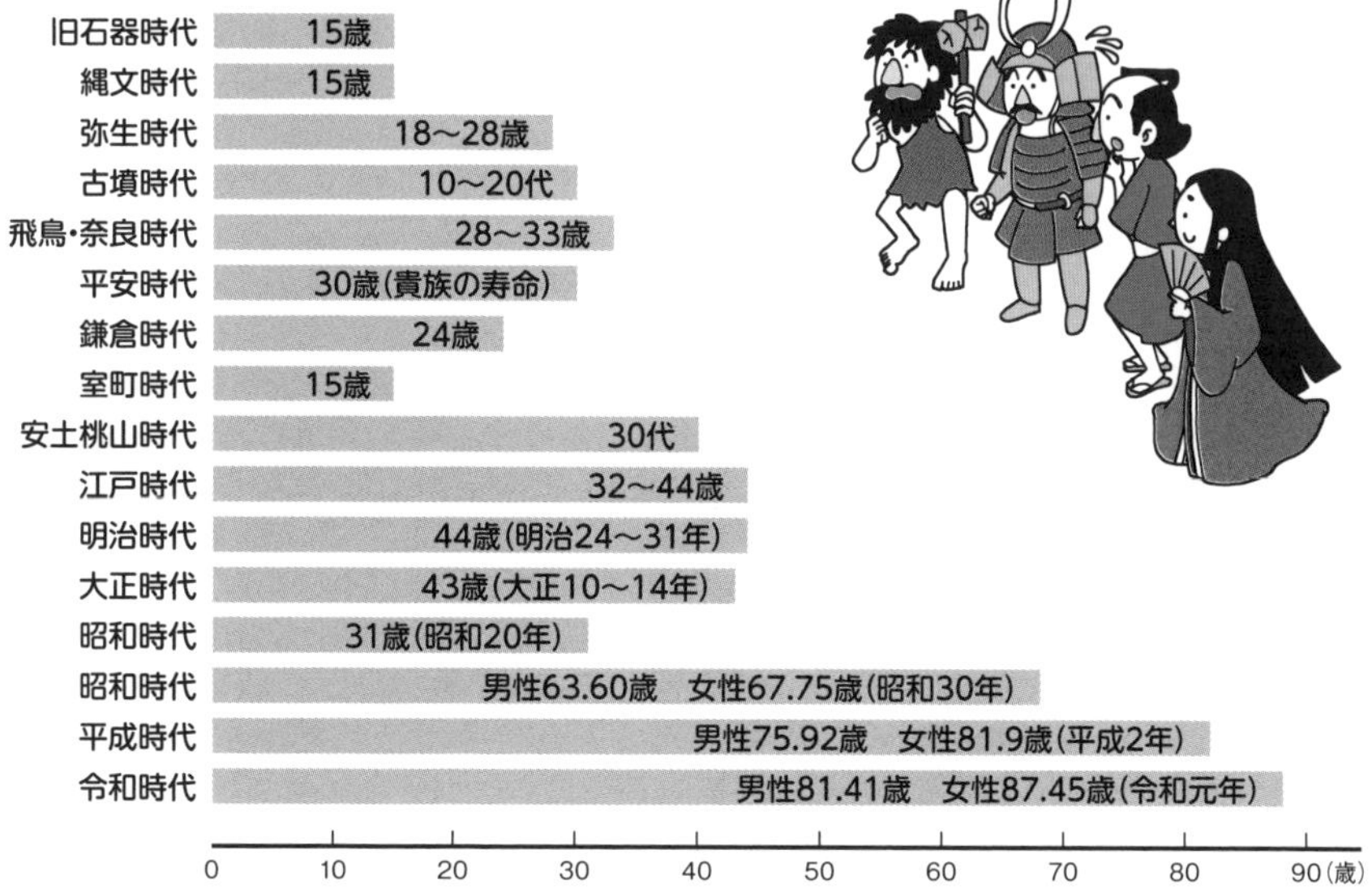

参考　旧石器時代から昭和20年『寿命図鑑』いろは出版（2016年）
/昭和30年から令和元年：厚生労働省人口動態・保健社会統計室

Column

目指せ！スーパーセンテナリアン

by **編集部**

我が国の100歳以上の高齢者は、目を見張る勢いで増えています。1963年（昭和38）に「老人福祉法」が制定されましたが、その年には100歳以上の方が153人でした。それが1981年（昭和56）には1000人を超え、1998年（平成10）1万人超、2012年（平成24）5万人超となり、2022年（令和4）には9万人を超えたのです。

正確にいうと、2022年9月1日現在、百《ひゃく》寿者《じゅしゃ》は、前年より4016人増えて9万526人、うち女性が89％を占める8万161人、男性1万365人となっています。

ところで、100歳以上の方を「センテナリアン」、110歳以上の方を「スーパーセンテナリアン」というそうです。そのスーパーセンテナリアンの方に、2016年の夏に取材したことがありました。当時112歳の後藤はつのさん。残念ながら2017年5月に113歳で亡くなられましたが、取材当時はまだお元気でした。

はつのさんは、1903年（明治36）9月1日に新潟県中頸城郡高田町（現・妙高高原町・赤倉温泉）生まれ。この年は、12月17日にライト兄弟が初飛行の快挙を成し、翌年2月には日露戦争が勃発するという歴史的なエポックを迎えています。

彼女は20歳で鉱山技師だった夫と結婚しますが、その夫を38歳のときに亡くし、以後、戦中戦後を一男一女とともに生き抜きました。

ところで、はつのさんはなぜスーパーセンテナリアンになり得たのか。先に長生きは「遺伝子が

3割、環境が7割」が影響すると説明しています。ということは、彼女の場合、3割は遺伝子の力としても、7割はどんな生活環境だったのだろうと推測してみたくなります。

そこでハタと気がついたのは、はつのさんが齢73歳にして初めて絵筆を取ったことです。それもなまなかなものではありません。精進を重ね、99歳まで百号の大作を描き続けました。しかも、82歳で「現代童画展新人賞」、96歳で「現代童画展文部大臣奨励賞」を受賞。また、100歳を越えてからは、「百人一首」暗唱や「習字」「詩吟」「かるた」に挑戦。112歳で全国かるた協会より初段を授与されています。また、107歳でニューヨーク旅行を為し遂げ、108歳で「ニューエルダーシチズン大賞」を最高齢で受賞したのです。

彼女は2015年（平成27）に『111歳、いつでも今から』（河出書房新社）を上梓しました。本書の中ではつのさんは「できるかできないかではなく、やるかやらないかね」と語っています。当たり前のようで、その当たり前ができないのが人間の弱さ。ですが、彼女は強い意志のもとでそれを克服したのでしょう。

高齢者の健康の秘訣に「生きがい」があります。はつのさんはその生きがいを見つけた。これが「生活環境7割」の1つだったことは疑いようもありません。

それともう1つが「笑顔」でしょう。ご家族によれば、はつのさんは人と会うときはいつも微笑んでいるといっていました。「自分が笑顔でいれば、相手も必ず笑顔になり、みんなが幸せな気分になる」というのです。

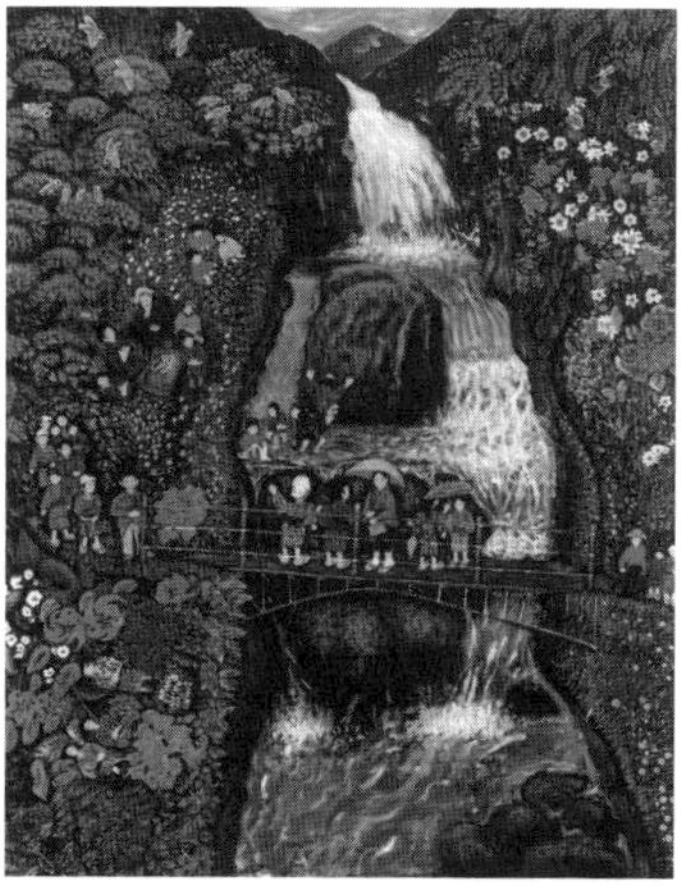

後藤はつのさんが文部大臣奨励賞を受賞した『明治24年の遠足　苗名の滝』

どうやら生活環境での長生きの秘訣だったのは、「生きがい（自利）」と「笑顔で自分も他人も幸せ（利他）」という、至極当然でありながら、まことにもってむずかしい生き方を完遂させたからでしょう。

さて、現在の日本のスーパーセンテナリアン最高齢は、女性が大阪府柏原市の巽フサさん１１５歳、男性は広島県神石高原町の中村茂さん１１１歳です。また、その人数は女性が１３７人、男性が９人で、合計１４６人。この方たちが、どんな人生を歩んできたかも興味深いところです。

ところで、以下に現在１００歳以上の方の都道府県別人数を示しました。人口10万人当たりの人数も併記しています。総数では東京都が７２９８人と多いものの、10万人単位では52・09人で42位。いちばん多い県が島根県の１４２・41人で、もっとも少ない県が埼玉県の43・62人。相対的に関東地方などの都市圏では少ない傾向があります。なぜそうなのか、これも興味深いところです。

●都道府県別10万人あたり100歳以上人口ランキング（人）

順位	都道府県	男性	女性	総数	10万人あたり
1位	**島根県**	120	827	947	142.41
2位	**高知県**	80	856	936	136.84
3位	**鳥取県**	69	659	728	132.60
4位	**鹿児島県**	193	1781	1974	125.25
5位	**熊本県**	245	1797	2042	118.17
6位	**長野県**	308	2041	2349	115.54
7位	**山口県**	160	1363	1523	114.68
8位	**愛媛県**	173	1321	1494	113.10
9位	**宮崎県**	130	1068	1198	112.91
10位	**香川県**	132	909	1041	110.51

順位	都道府県	10万人あたり	順位	都道府県	10万人あたり	順位	都道府県	10万人あたり	順位	都道府県	10万人あたり
11位	**長崎県**	107.79	21位	**広島県**	95.54	31位	**奈良県**	76.81	41位	**茨城県**	64.20
12位	**山梨県**	107.70	22位	**徳島県**	93.54	32位	**岐阜県**	76.44	42位	**東京都**	52.09
13位	**新潟県**	107.63	23位	**福井県**	92.24	33位	**群馬県**	75.92	43位	**神奈川県**	52.06
14位	**大分県**	105.48	24位	**石川県**	91.11	34位	**静岡県**	74.25	44位	**大阪府**	51.83
15位	**富山県**	100.68	25位	**沖縄県**	90.87	35位	**三重県**	70.84	45位	**千葉県**	50.98
16位	**佐賀県**	99.13	26位	**岩手県**	89.88	36位	**青森県**	70.76	46位	**愛知県**	44.78
17位	**山形県**	98.20	27位	**福島県**	87.03	37位	**兵庫県**	69.90	47位	**埼玉県**	43.62
18位	**岡山県**	96.96	28位	**北海道**	85.66	38位	**宮城県**	67.29			
19位	**秋田県**	96.93	29位	**京都府**	79.93	39位	**滋賀県**	65.13			
20位	**和歌山県**	96.17	30位	**福岡県**	77.69	40位	**栃木県**	64.76			

参考:厚生労働省発表データ

第2章

老化すると どんな症状・病気に 罹《かか》りやすいのか？

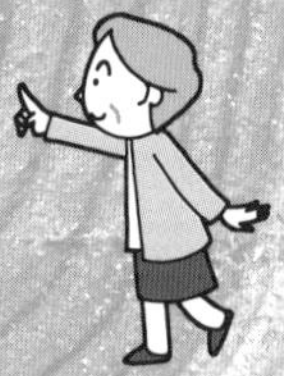

01 老化するとどうして歯周病が増えるのだろう？

「よく噛んでよく食べる」、誰もがこうありたいと思います。歯周病とは歯肉炎や歯を失う歯槽膿漏（歯周炎）のことですが、老化にともない**〝歯《し》槽膿漏《そうのうろう》症〟**がひどくなったら、歯を抜いて入れ歯をするのが古くからの処置法でした。

〝歯周病《ししゅうびょう》〟は細菌が歯の周り（歯周ポケット）で定着して炎症が起こる感染症です（図A）。**最終的には歯茎《はぐき》や骨の炎症により、顎《あご》の骨が溶けることで歯が抜け落ちてゆく疾患**です。この**細菌の塊である〝バイオフィルム〟**は、歯茎の周りに強固に付着することが問題となっています。個人差もありますが、**口中には600種類以上もの細菌が存在**しており、この細菌が糊《のり》状のバリアを出して、バイオフィルムとなります。歯の表面や歯周ポケットについたバイオフィルムは、ここから細菌が毒素を吐き出して歯周病を進行させるのです。

では、老化と歯周病には関係があるのでしょうか？

原因はいくつかありますが、**老化によっては歯が十分に磨けなくなる**ことがあり、**バイオフィルムの除去が十分にできなくなる。それがもっとも大きい理由**となっています。そのうえに**口内の乾燥は加齢で進み、バイオフィルムがさらに強くなる。**加えて、**免疫機能の低下や生活習慣の乱れがあると、感染症である歯周病は進展しやすくなる**と考えられるのです。

現在、80歳で20本の歯を守ろうとする**「8020運動」**が国民に浸透し、歯周病から歯を守ろうとする流れがあります（図B・図C）。**現在は国民に毎年の歯科健診を義務付ける「国民皆歯科健診」制度の検討を明記**しています。これは、糖尿病や心筋梗塞、動脈硬化などの全身性疾患とのかかわりが示されている歯周病を悪化前に見つけ、治療しようという方針なんです。

誰のためでもありません。ご自分が一生涯、「よく噛んでよく食べる」ために、食後の歯磨きの徹底、歯科医師による口内清掃の習慣化、全身の体調管理をするなど、生活習慣の乱れをなくして歯周病から歯を守らなければなりませんね。

図A 健康な歯と歯周病の歯

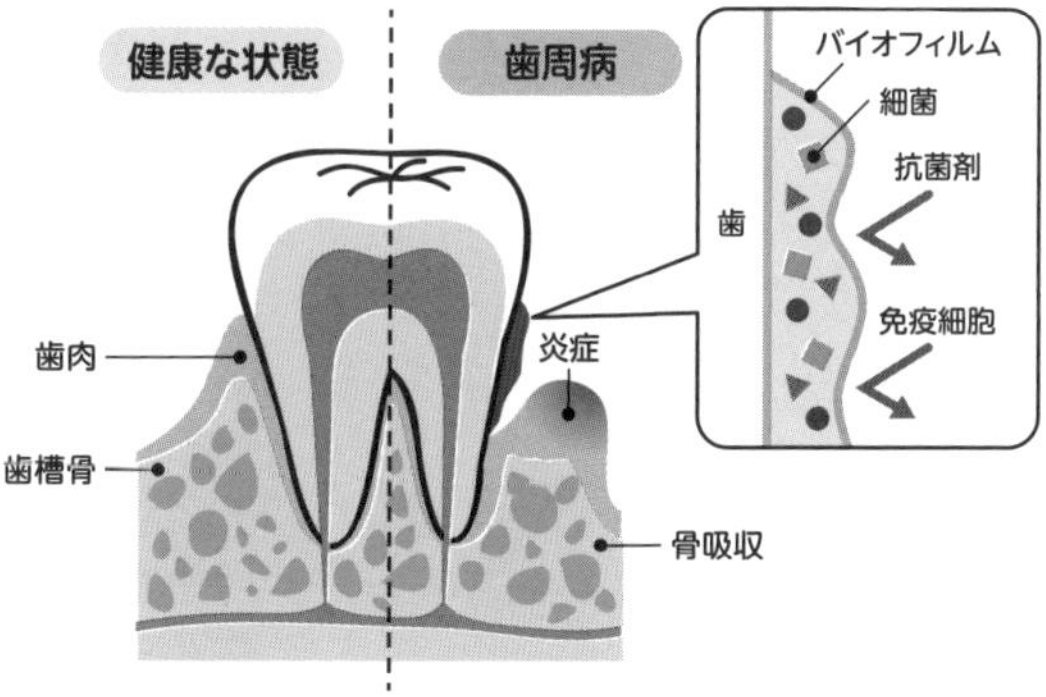

参考 https://www.higuchi-shika.com/perio/disease

図B 20歯以上保有者の人数

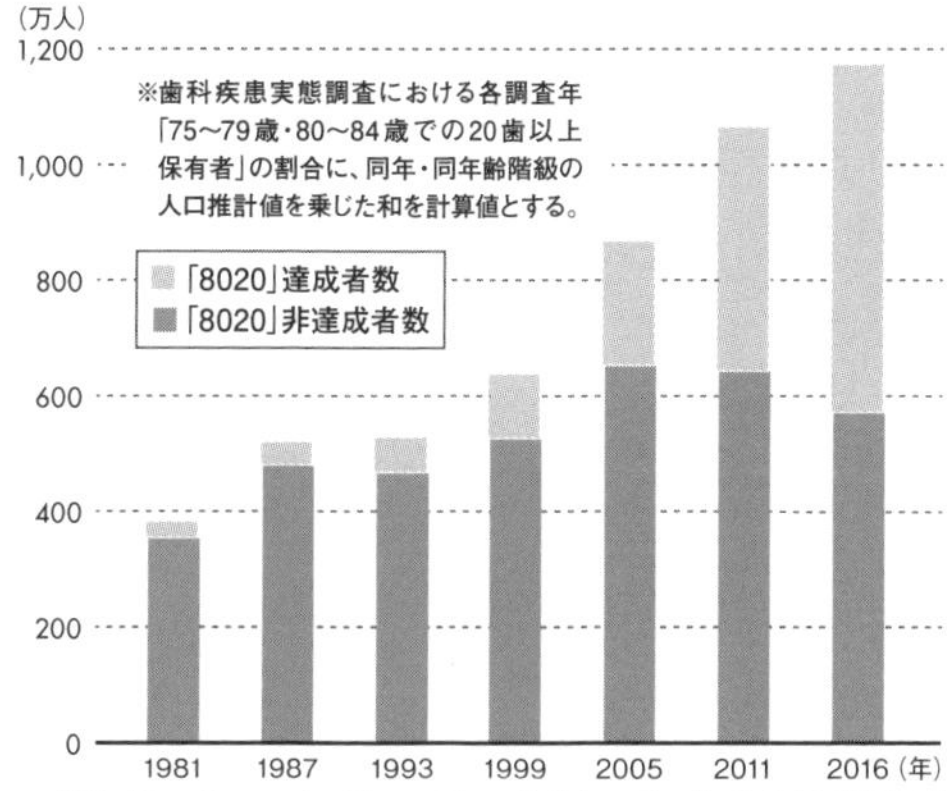

参考 https://www.e-healthnet.mhlw.go.jp/information/teeth/h-01-003.html

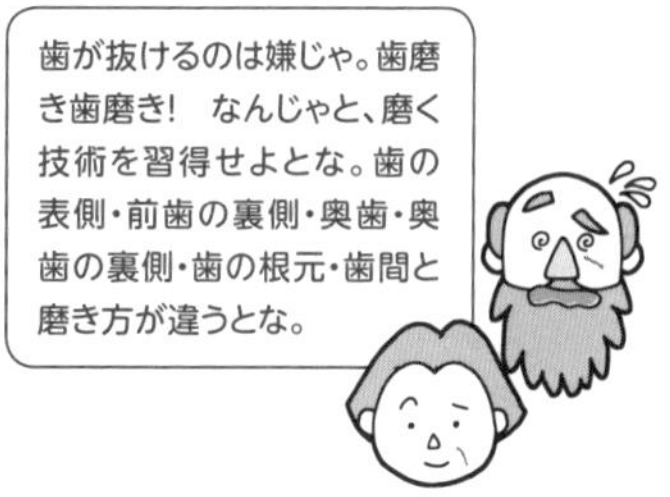

図C 「なんでもかんで食べられる」人の割合

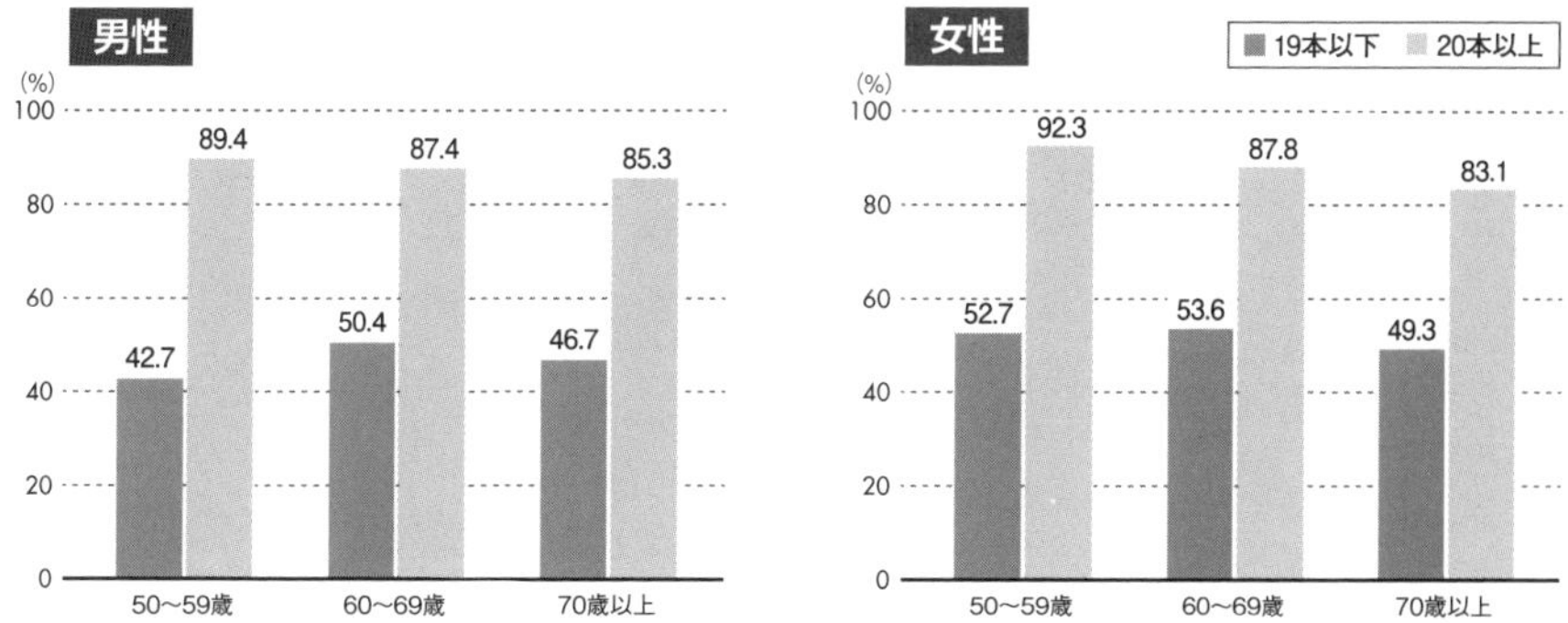

参考 https://www.e-healthnet.mhlw.go.jp/information/teeth/h-01-003.html

02 老化で呼吸する力が衰えるとどんな病気になるの？

呼吸は、息を吸う動作（吸気）と**息を吐く動作（呼気）**からなっています。吸気は主に横隔膜《おうかくまく》と一部肋間筋《ろっかんきん》を使っています。

次のような実験があります。まずガラス瓶の底を切って柔らかなゴムシートでおおう。瓶の口からゴム風船をしぼんだ状態で瓶の中に垂らす。次にゴム風船を瓶の口にしっかり止めた状態にし、ゴムシートを引っ張る。そうすると瓶の中のゴム風船が膨らむ。この実験は吸気を理解するためなんです。

底をおおったゴムシートが横隔膜で、風船が肺。ゴムシートを引っ張ることで、風船をおおう空間（体では胸腔）が陰圧になるため、風船（肺）が膨らむのです。

ただし、この実験モデルによる吸気では、横隔膜が収縮していることがわかるものの、混乱するのは、なぜか横隔膜が伸びているようにも感じることです**（図A）**。

横隔膜とは、すべてが筋肉（横紋筋《おうもんきん》）からなっているのではなく、中央部は筋肉を欠き、腱膜《けんまく》（腱中心）になっています**（図B）**。**横隔膜が収縮するとこの腱膜部が腹側に動き、胸腔容量が増え**ます**（図C）**。

それに対して**呼気は、主に肺の、一部胸壁の弾性力によって息を吐き**ます。ですが、呼気に横隔膜や肋間筋をどれくらい使っているのかはわからないんですね。

ほかの筋肉と同じように、老化にともなって横隔膜や肋間筋の筋力が低下することは知られています。そこで改善のための吸気筋トレーニングがあります。効果はそこそこあると思われますが、そんなこともあってか巷《ちまた》には〝○○式〟と銘打っ

図A　吸気を理解するための実験

①ガラス瓶の底を切って柔らかなゴムシートでおおう。
②瓶の口からゴム風船をしぼんだ状態で瓶の中に垂らす。
③ゴム風船を瓶の口にしっかり止めた状態にし、
　ゴムシートを引っ張ると瓶の中のゴム風船が膨らむ。

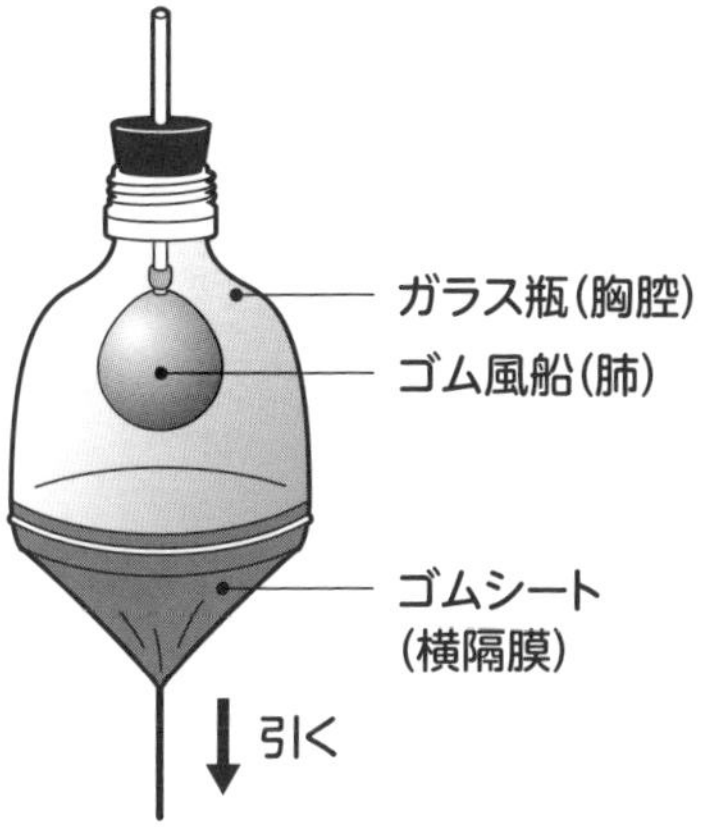

図C　呼吸で胸腔容量が増える構造

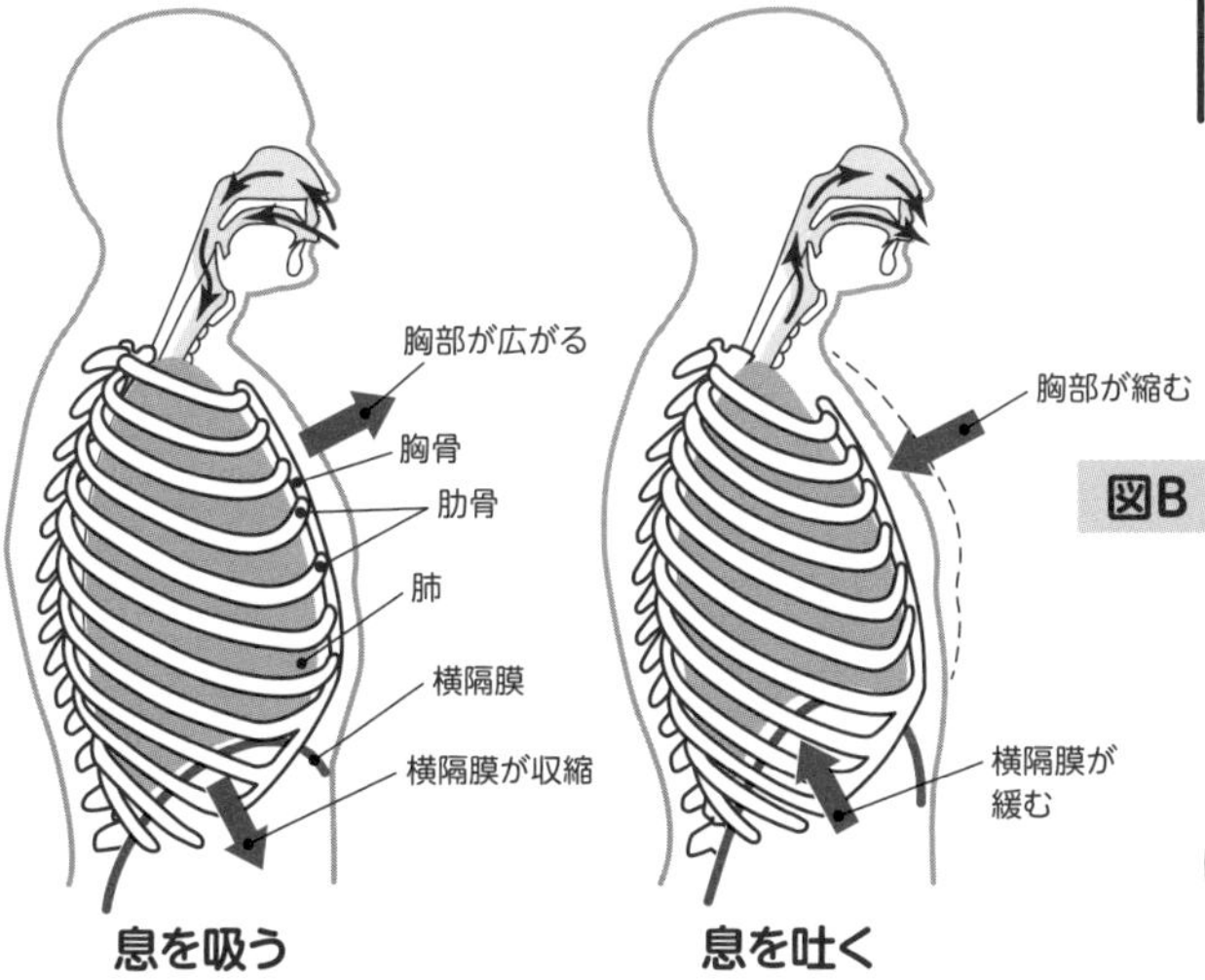

参考　https://www.e-healthnet.mhlw.go.jp/information/teeth/h-01-003.html

図B　横隔膜の筋肉と腱膜

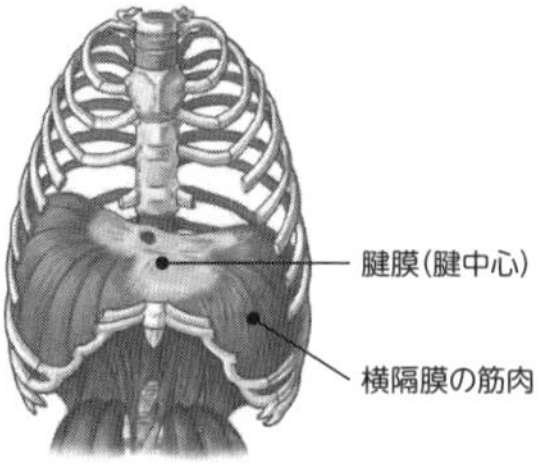

参考　https://www.e-healthnet.mhlw.go.jp/information/teeth/h-01-003.html

図D　呼吸機能の働きと全肺気量(TLC)

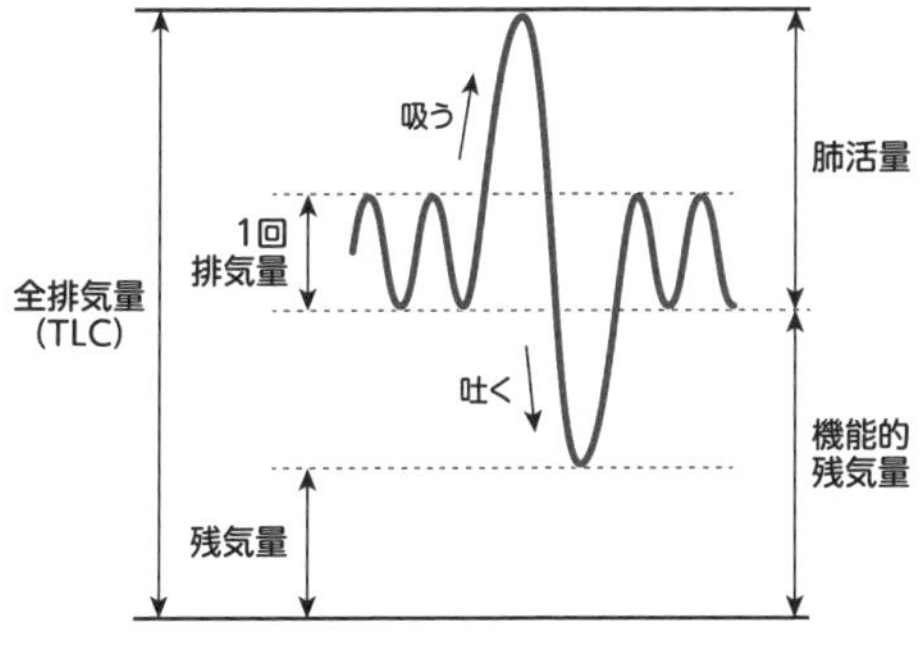

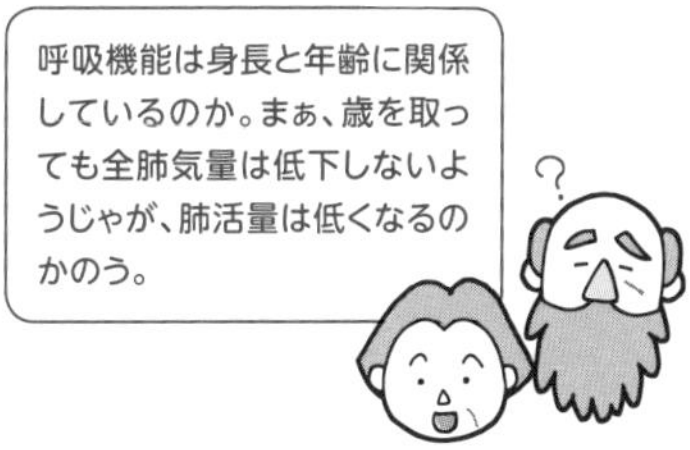

た呼吸法が溢れているようです。

それはともかく、**呼吸で大事なのは、大きく息を吸って吐くこと。つまり、深呼吸をする**ことなんです。深呼吸は、思いついたときに行なえばいいのですが、就寝前などに寝転がっての深呼吸は勧めていません。というのも、喘息《ぜんそく》の患者さんや高齢の女性では、割と〝逆流性食道炎〟を患っている方がいて、寝転んで大きな呼吸をすると胃液が食道に逆流し、胸焼けを起こしかねないからです。

呼吸機能検査の予測値は、身長と年齢に相関しているものの、全肺気量（TLC）は大きく低下しないといわれています（図D）。しかしながら、**機能的残気量（ヘリウムガスを使用した特殊な器械でしか測定できない）が増加していくため、肺活量が低下**するんです。

機能的残気量の増加は、肺の中に空気が溜まって腫《は》れた状態を呈するため、〝**肺気腫**〟に近い症状となります。こんな状態を〝**老人肺**〟、別名〝**老人性肺過膨張**〟といいます。老人肺は、通常の肺気腫に見られるような気腔の破壊ではありません。支持組織の減少による内径2㎜以下の「小さな気道（small airway）」の早期閉塞によって「空気捉え込み現象（air trapping）」と過膨張が起こるんですが、加えて1秒量も低下していきます。

呼吸の筋力の低下が、ただちに病気につながるわけではありません。といっても、呼吸機能の低下を引き起こすわけですから、仮に呼吸の負荷が発現して心不全や発熱など脈拍が早くなる病態が生じると、アッという間に〝**低酸素血症**〟が出現し、全身状態の悪化につながる可能性があるのです。

高齢になると、さっきまで元気だったのに、急に不調になることが間々あるため、家族の方はときどき声掛けが必要となりますね。

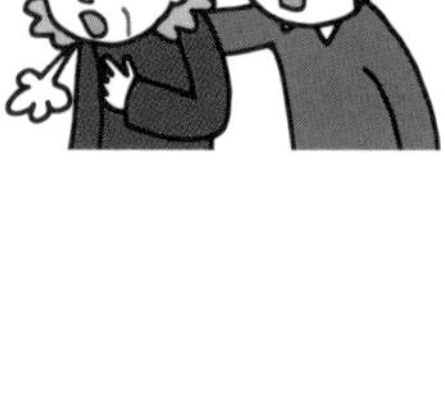

Column

唖然・呆然・愕然・驚愕、なんと不思議な脳！

by 編集部

「脳」は神秘と不思議に満ちています。なんとも奇妙な次のような例がありました。

遥か昔に事故で失った腕なのに、「幻肢痛（ファントム・ペイン）」が生じる。無い腕が有るように痛みを感じるんですね。また、「カプグラ・シンドローム」という、たとえば愛する家族や恋人を偽物だ、と感じる脳があったりします（『脳のなかの幽霊』翻訳本・角川書店　１９９９年）。

さらに記憶力が異常に発達し？人生のすべての日を記憶している脳、逆に自宅のトイレからキッチンへ行くときに迷子になる脳（『９つの脳の不思議な物語』翻訳本・文藝春秋　２０１９年）などは自分の脳は正常？と思っている人には驚愕の脳でしょう。

幻肢脳は失った腕を記憶し続けるため幽霊のように幻肢が現れ、カプグラ・シンドロームは情緒的な記憶の喪失と非情緒的な知覚が結びついたため。記憶の脳には何十年も昔のある1日を思い浮かべると、その日の天気を含めあらゆる体験が完全に再現できる記憶のコード化があり、迷子の脳は脳内地図を喪失し、今いる自分の場所が理解不能な空間に変貌するらしい。

こうした脳は特殊な脳でしょうが、それでも人間の脳です。ですから、脳の〝脳力〟は研究者の重要テーマで、現在、自然科学と人間科学の最重要課題として国際レベルでの研究がはじまっているそうです。脳はホントに不思議！

03 痰《たん》や咳《せき》がのべつ出るのも老化が関係しているの？

痰や咳がのべつ出る病態として、まず考えるべきは肺の疾患です。注意すべきなのは、痰そのものの増加や粘液線毛クリアランスが低下する場合です。**痰が絡む（必ずしも痰が出るとは限らない）とか咳の訴えは、〝気管支喘息〟〝肺気腫〟〝慢性気管支炎〟からなる慢性閉塞性肺疾患（COPD）などの呼吸器疾患で多く聞かれる症状**なんですね**（図A）**。

特に気管支喘息の患者さんでは、喉に痰があって異物感があると訴える患者さんが多いですね。どうも喉に炎症が起こりやすい印象があります。

このような喉の炎症を**〝慢性上咽頭炎《まんせいじょういんとうえん》〟**として治療している医師もいます**（図B）**。耳鼻咽喉科の先生は、喉に痰があるとの訴えがあると、鼻からの後鼻漏《こうびろう》で症状を説明している方もいますが、それ以外にも痰は肺から移動するものです。この移動を**〝粘液線毛クリアランス〟**といいます**（図C）**。

痰の素は気道の粘膜下腺や杯細胞《さかずきさいぼう》から分泌される粘液で、M3ムスカリンアセチルコリン受容体を介して起こります。**ムスカリン受容体の活性化は気道の炎症刺激で促進し、杯細胞過形成、粘液腺肥大、杯細胞の分泌を誘発**します。つまり、**気道の慢性炎症が痰の増加を誘引する**んです。

ムスカリンアセチルコリン受容体の遮断は、粘液産生の減少を引き起こしますが、β2-アドレナリン受容体の刺激は、粘液線毛クリアランスを増加させることになります。

もう1つ、**加齢で関連する病態には、咳払いする力や痰を飲み込む嚥《えん》下《げ》機能の低下**があります。これは老化現象として起こるものです。嚥下機能の低下は、〝誤嚥性肺炎〟（46ページ）の発症にも関連してきます。

図A　慢性閉塞性肺疾患(COPD)の症状

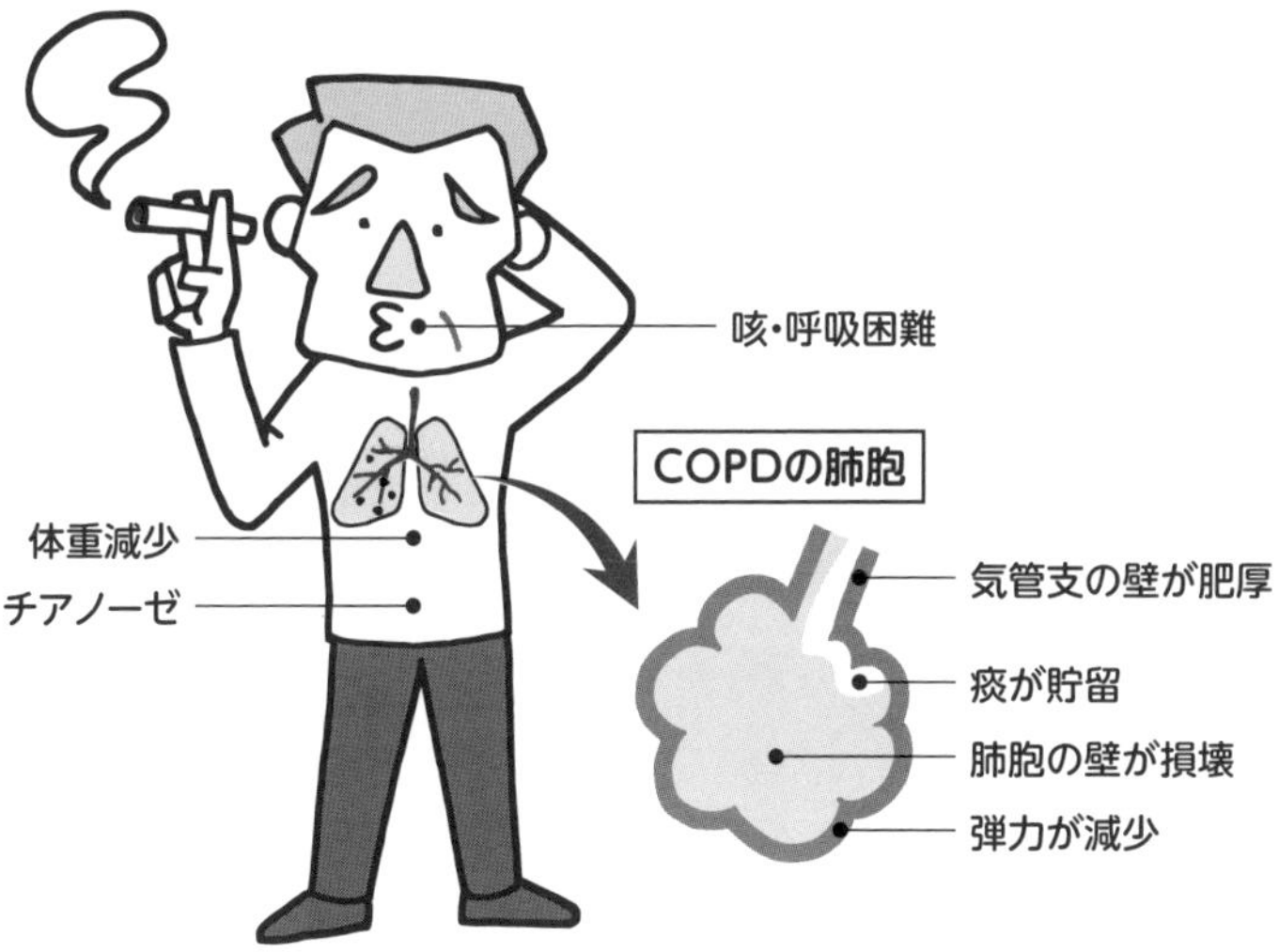

図B　慢性上咽頭炎の治療例

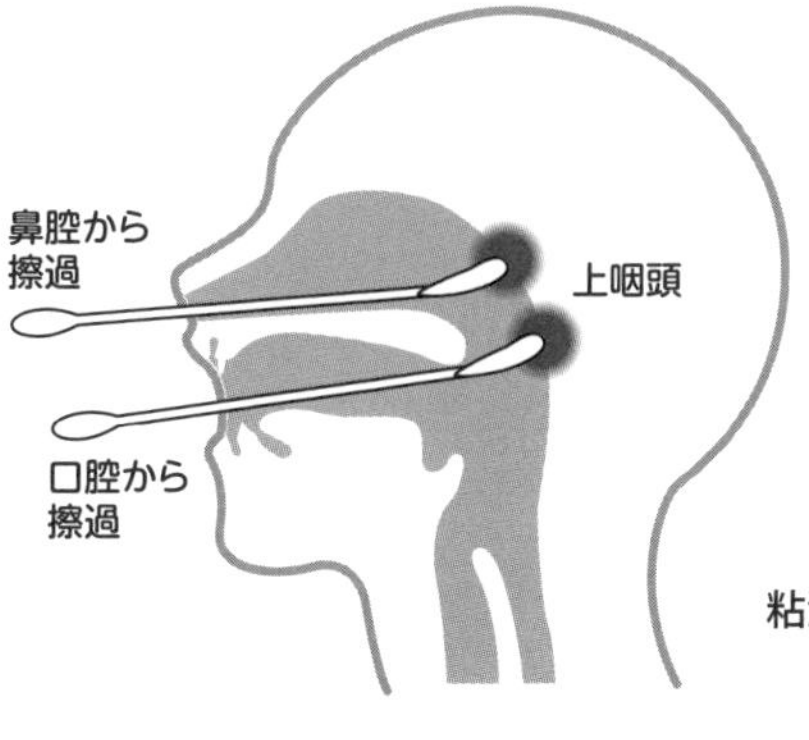

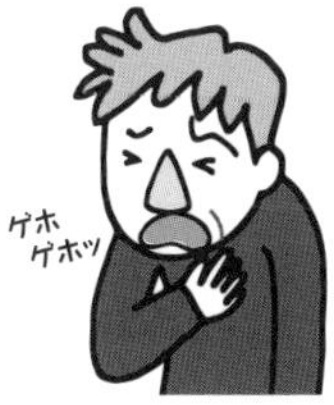

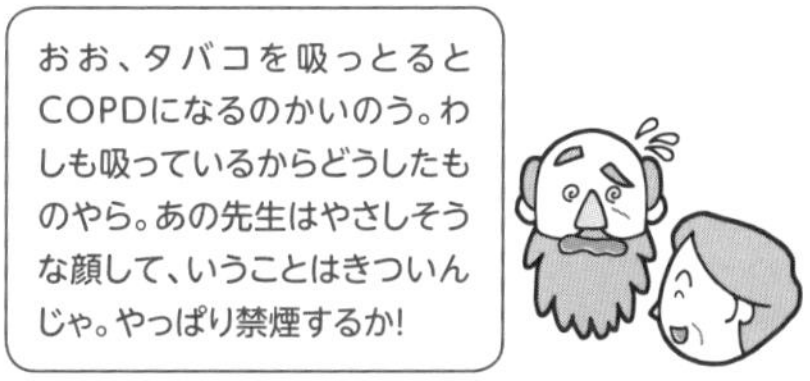

図C　気道粘膜の構造

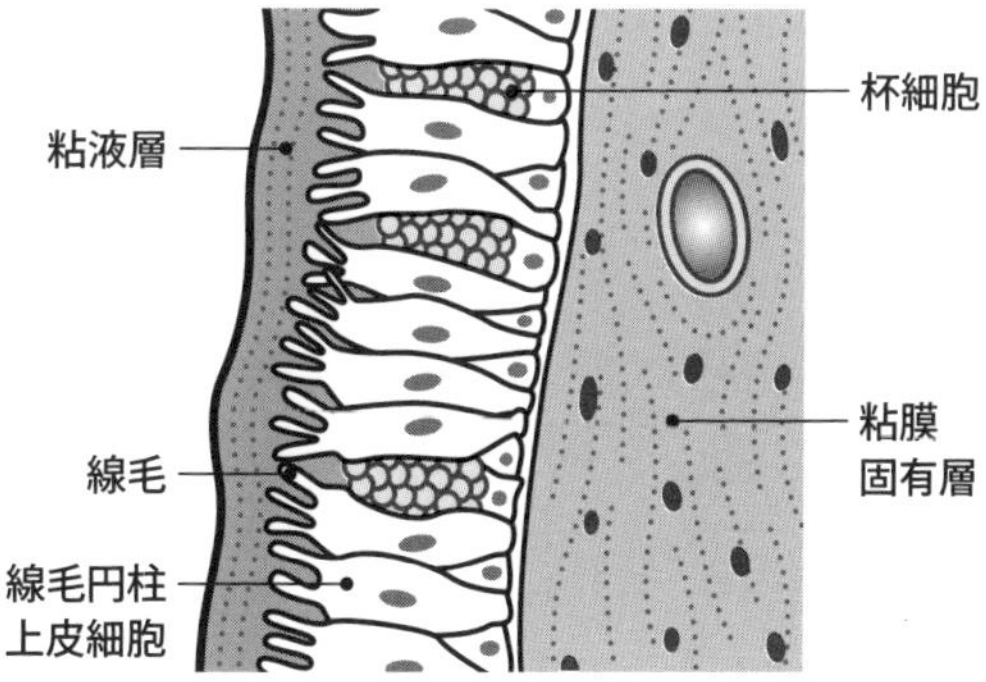

04 呼吸でゼーゼーなどの音が鳴るのも老化のせいなの？

「どうも最近、呼吸をしていると変な音がするんだよね。気になってしょうがないんだ」。そう、変な音とは「ゼーゼー」かもしれません。

どうですか。「ゼーゼー」した音が聞こえるとご家族にいわれたことがありませんか。

さて、**呼吸音のうち、正常音以外の音を〝副雑音〟といいます。そんな副雑音の中でよく聴診されるのが「ラ音」**です。ラ音には連続して聞こえる〝**連続性ラ音**〟と、切れ切れに聞こえる〝**断続性ラ音**〟があります。

連続性ラ音は〝気管支の狭窄音〟で、**「高音性」連続性ラ音を〝喘鳴《ぜんめい》〟(Wheeze)** といい**(図A)**、「ゼーゼー」とか「ヒューヒュー」とかの擬音語で表現されます。喘息や慢性閉塞性肺疾患（COPD）などを患っていてもそんな音がします。**「低音性」連続性ラ音は〝ロンカイ〟(Rhonchi)** といいます。

断続性ラ音には、〝粗い断続性ラ音〟、いわゆる水泡音(coarse crackle)と〝細かい断続性ラ音〟、いわゆる捻髪音（fine crackles）があります（図B）。**粗い断続性ラ音は、気道内の痰の存在を示して**いるのです。**細かい断続性ラ音は、別名〝ベルクロラ音〟**ともいわれ、ベルクロテープをはがす音に近く、〝**間質性肺炎**〟（**図C**）や〝**間質浮腫**〟の存在を示唆します。

聴診器を当てなくても聞こえる肺雑音では、高音性連続性ラ音がふつうなんですが、粗い断続性ラ音も混在することも多いので注意が必要ですね。こうした**胸の音が頻発するときは、気管支の狭窄や痰分泌が増えるなんらかの病態、気管支喘息、COPDの悪化、心不全の悪化、誤嚥性肺炎などがないか考えるべき**ですね。

図A　喘鳴が起きたときのダメージ

発作の強度	呼吸の状態	動作
喘鳴/胸が苦しい	急いだり動いたりで苦しい	ほとんど普通
軽度（小発作）	苦しいが横たわれる	やや困難
中度（中発作）	苦しくて横たわれない	相当に困難でやっと歩ける
高度（大発作）	苦しくて動けず	歩行も会話も困難
重篤	呼吸減弱・チアノーゼ・呼吸停止	錯乱・意識障害・失禁

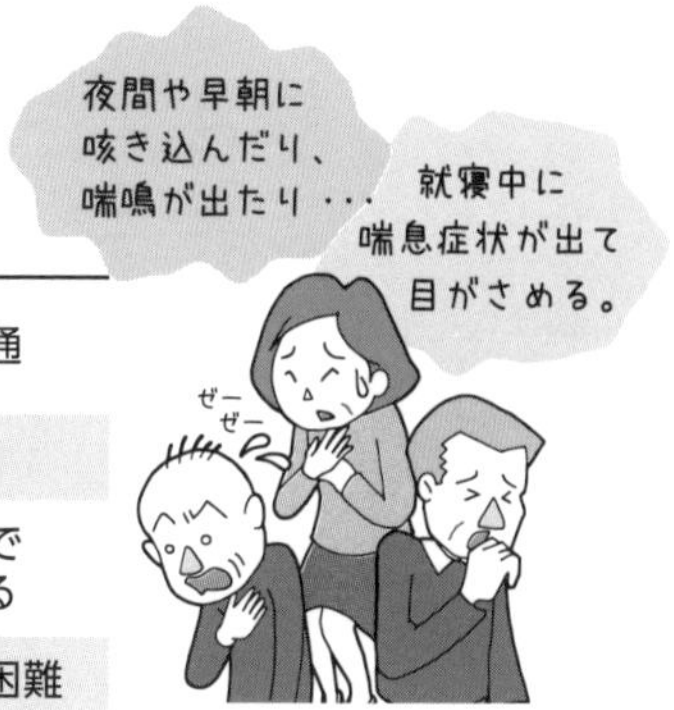

図B　副雑音ラ音の種類

参考　看護rooHP/ https://www.kango-roo.com/learning/2555/

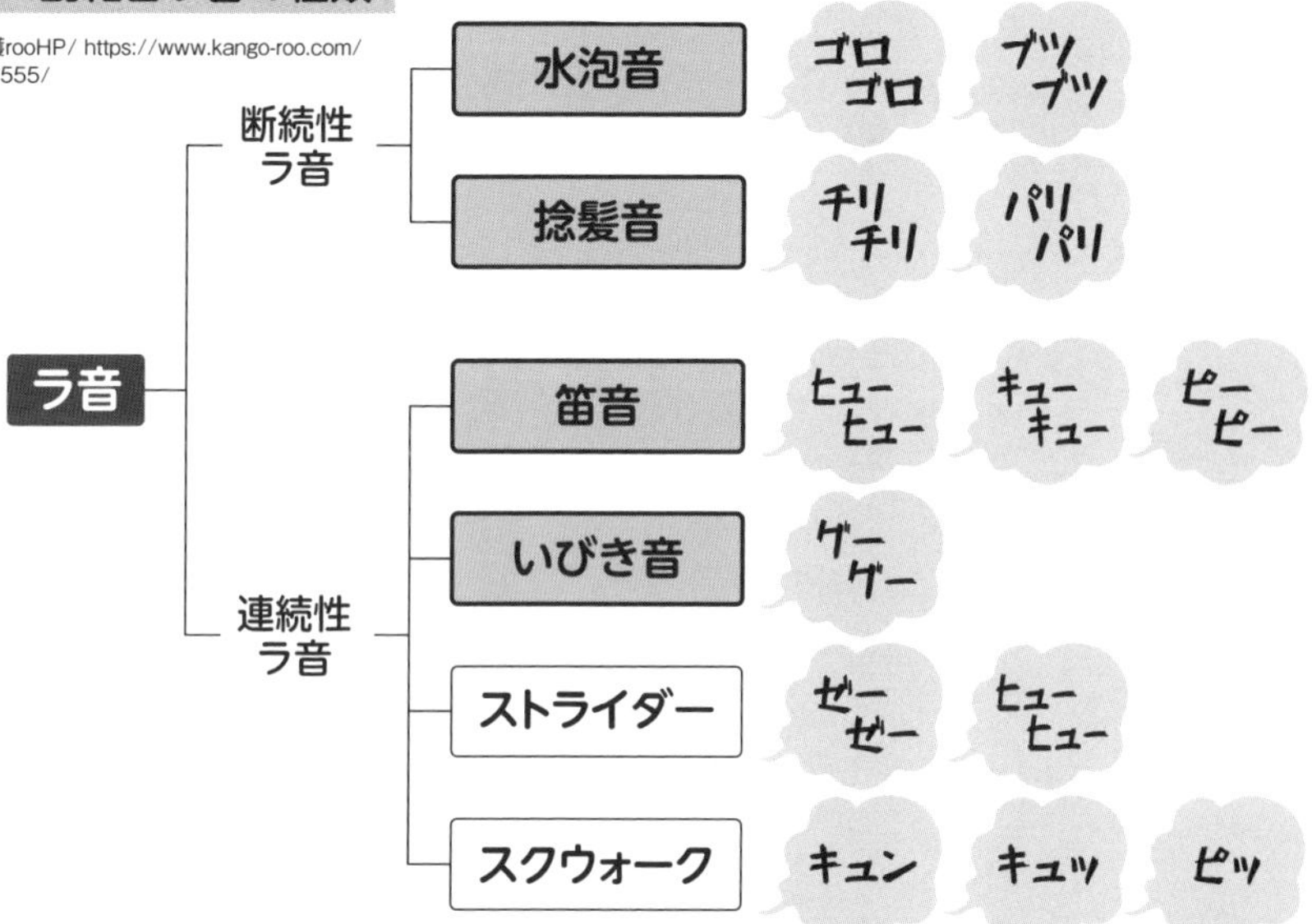

図C　間質性肺炎のイメージ

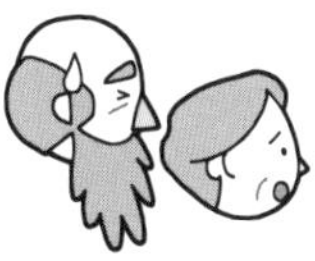

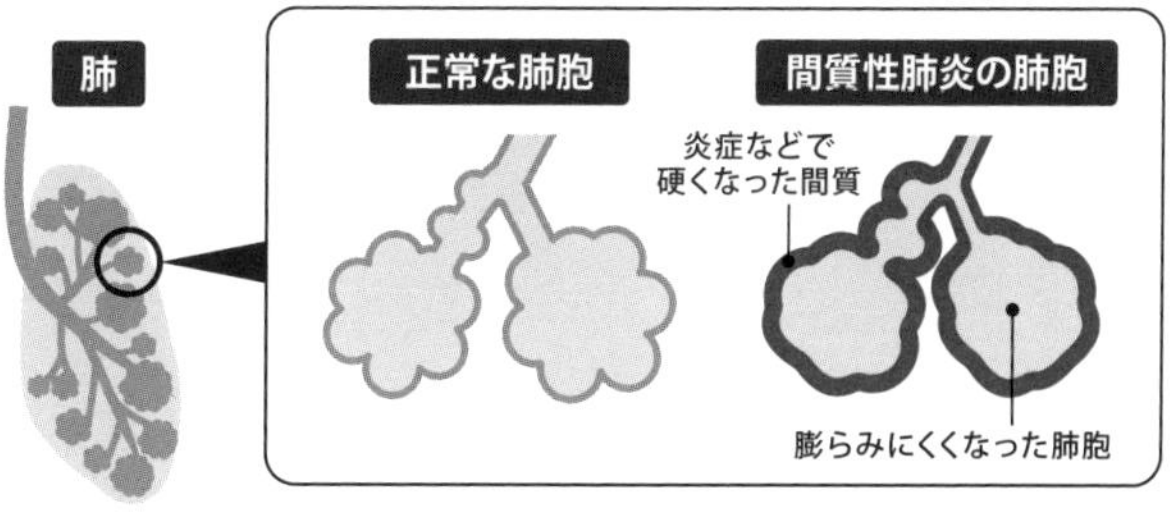

05 老化すると誤嚥性肺炎《ごえんせいはいえん》が増えるってホントなの？

飲み込んだ食べ物などが気管に入る（誤嚥）ことがあります。その結果、**飲み込んだものと一緒に細菌が肺に入って炎症を起こす**のが“**誤嚥性肺《ごえんせいはい》炎《えん》**”です。この肺炎が歳を重ねるとともに増加する、これはその通りでしょう。ですが、“**嚥下反《えんげはん》射《しゃ》**”**が障害されていても“咳反射《せきはんしゃ》”が保たれている高齢者では肺炎が起きないとの報告があります。**

さて、聞き慣れない嚥下反射・咳反射という言葉が出てきました。**嚥下反射の意味は「食べ物を飲み込むときに口腔内が密封された一瞬に起こる反射運動」のこと、簡単にいえば食べ物を飲み込むときの反射**です。**咳反射は、気道内に溜まった異物などを気道外に排除するため、肺内の吸気を一瞬にして流出させる生体防御反応**ですね。

嚥下と咳嗽《がいそう》の2つに障害が起こると誤嚥性肺炎を発症する、というわけです。

誤嚥性肺炎のリスクファクターとして、いわゆるフレイル（虚弱・frailty）、脳血管障害（特に基底核の脳梗塞）、認知症、日常生活動作（ADL）の低下、睡眠薬服用などがあります。もともと老化すると食事中や食後に咳き込みやすくなることは確認されていましたが、頻繁に起こるのであれば前記リスクファクターの有無を確認してください。特に脳MRIは必須で、**誤嚥の診断には嚥下造影検査（VF）**を行ないます**（図A・図B）**。

予防として以前から注目されているのが、ACE阻害剤という降圧剤の投与です。ACE阻害剤によってサブスタンスPレベル（神経伝達物質）が上昇すると、咳を増やし嚥下反射を改善すると見込まれているからです。要するに、**咳を頻発させて誤嚥性肺炎を防ごう**、ということですね。咳払いをせずとも、日常的に大きく息を吸って思い切り息を吐く動作をすることには意味がありそうです。

　ところで、高齢者の肺炎は熱が出ないと、やたら強調される方がいますが、それは間違いです。大部分の患者さんは発熱します。病態が進んで寝たきりになり、自分の唾液を絶えず少しずつ誤嚥している患者さんでは、熱が上がっても37・5℃程度の発熱しかないかもしれません。

　ですが、酸素飽和度の低下（正常値は室内気で97〜98％）、パルスオキシメーター（酸素飽和度計）がなくても、**呼吸が速くないか**（自分の息の速さと比べてみるのがいちばんわかりやすい）、あるいは**脈が速くないか**（1分間に90以上は頻脈）を確かめることで肺炎を疑うことができます。

　高齢者の場合、発熱を契機に脱水や低酸素血症になって、心拍数が増加し、心房細動を誘発して心不全になることがしばしばあるので、細心の注意が必要なのです。

図A　脳MRIで確認した誤嚥性肺炎

延髄に小梗塞があり、自分の唾液でも誤嚥し、誤嚥性肺炎を繰り返した1症例。

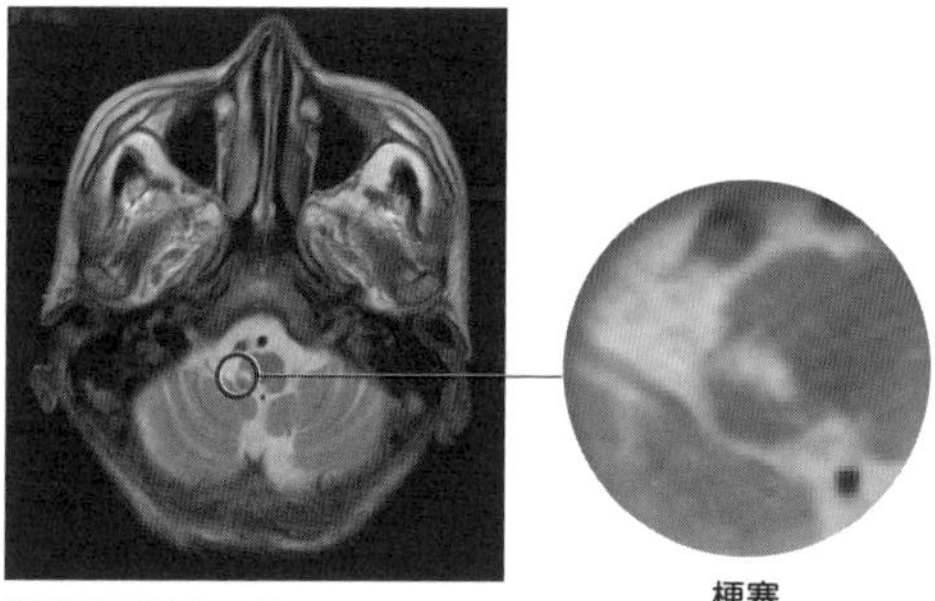

撮影自験症例:大和田明彦

図B　嚥下造影検査（VF）で判明した誤嚥性肺炎

赤丸部分に飲み込んだ造影剤が気管の中に溢れ出ている。

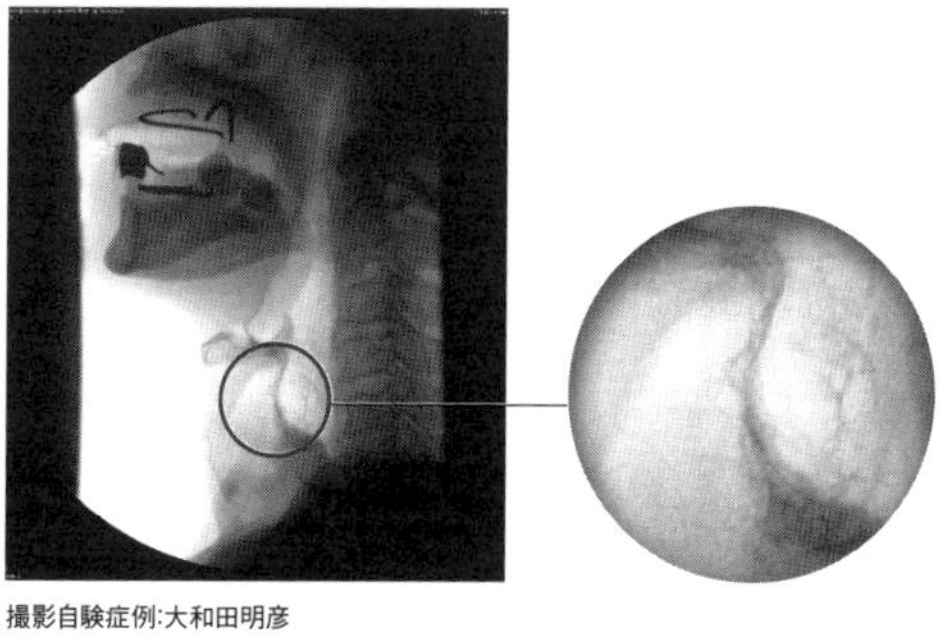

撮影自験症例:大和田明彦

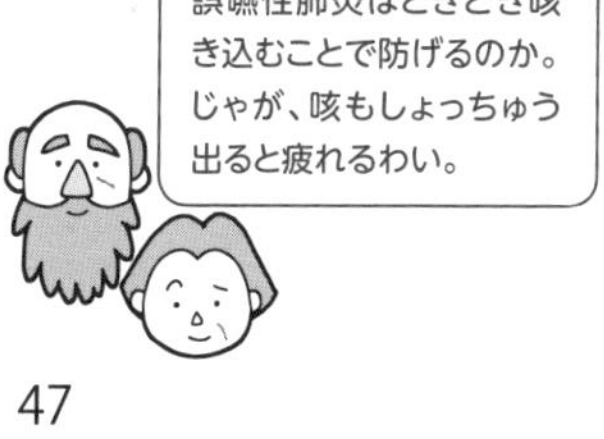

06

息苦しさも老化が大きな原因の1つなの？

これはむずかしい話です。こんな項目を振られたら、書くほうが息苦しさを感じてしまいますね。まぁ、それはともかく**〝息苦しさ〟とは、実は自覚症状で、病気の進行と必ずしも一致しているわけでない**のです。

たとえば、「酸素飽和度が低いから」「呼吸機能検査の数値が低いから」といって、必ずしも息苦しいとの訴えがあるわけではありません。

心臓や肺は、外に向かって膨らむことを妨げられると、つまり**〝拡張制限〟があると息苦しさを感じる**のではないか、そう考えています。

例を取れば、きついシャツを無理やり着ると息苦しさを感じるでしょう。このように**胸郭《きょうかく》の動き、特に吸気で胸郭が外にむかって動く動作が制限されると息苦しさを自覚する**のです。

胸郭の拡張制限での息苦しさのほかに、前胸部の**〝骨関節病変〟**、具体的には**〝胸骨肋骨関節炎〟や〝鎖骨胸骨関節炎〟を起こす〝サフォー(Sapho)症候群〟の患者さんは、胸郭の動きが制限され、息苦しさを頻繁に訴え**ます**（図A）**。

気管支が広がりにくい病態、具体的には〝喘息〟や〝慢性閉塞性肺疾患（COPD）〟でも、かなりの頻度で息苦しさの訴えがあります。ほかにも空気の酸素を取り込む肺胞が膨らみにくい病態、**〝間質性肺炎〟や〝肺水腫〟などでも息苦しさを訴えます。〝気胸〟という肺の周りに空気があっても肺がつぶれた状態では肺が膨らみにくいため息苦しさを感じ**ます。

また、**心臓の拡張機能不全、つまり全身の血液が心臓に戻る機能が弱くなるような心不全でも息切れを感じやすい。**

ただし、**高齢者は、酸素分圧低下や二酸化炭素**

図A　骨シンチグラフィー像

炎症のため胸鎖関節と胸骨への取り込みが増加し、Bull's head（雄牛の頭）サインを呈するサフォー症候群の一例。

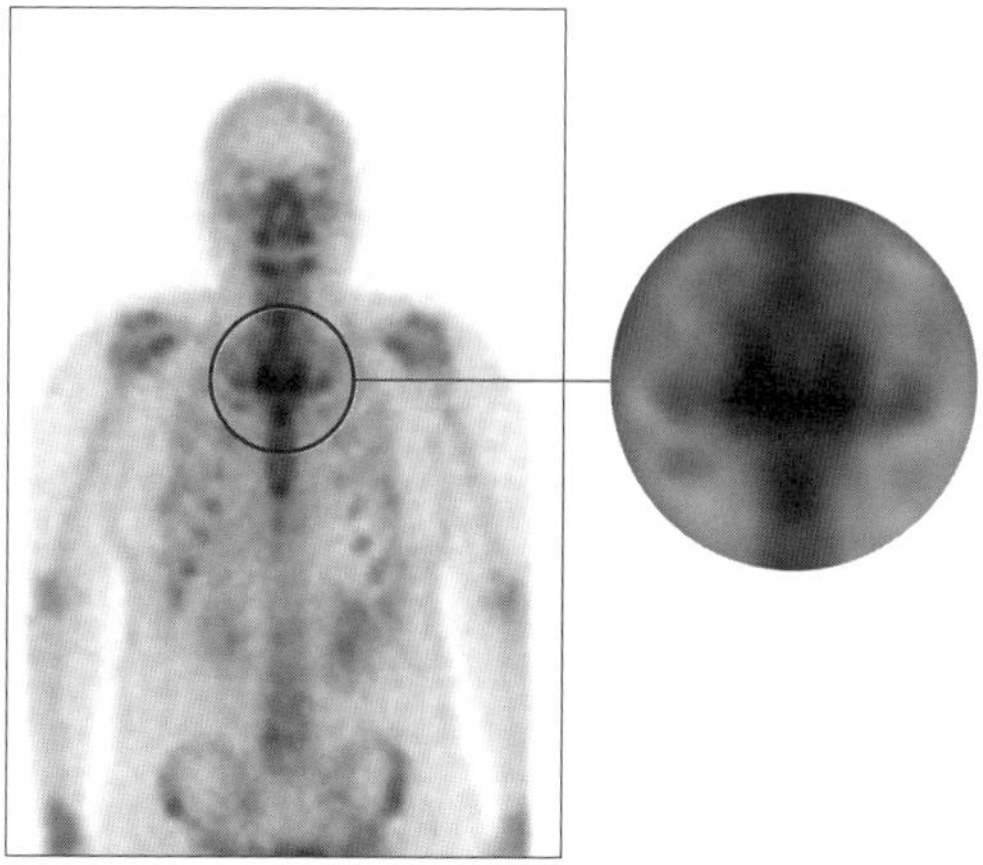

撮影自験症例:大和田明彦

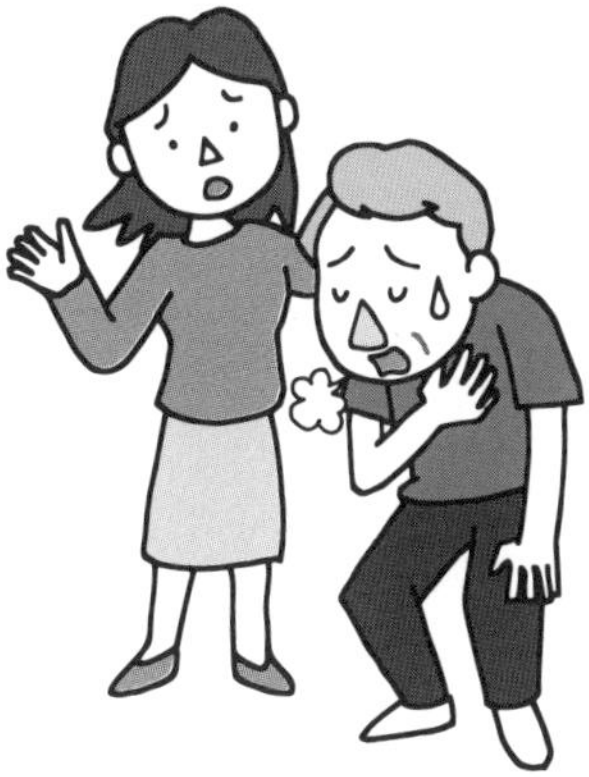

上昇に対する換気応答が低下しているため、どちらかというと息苦しさを訴えない傾向にあります。その際には誤嚥性肺炎の項目でも挙げたように、**酸素飽和度の低下、呼吸数増加（息遣いの粗さ）、頻脈の有無をいち早く確認する**ことです。たとえ本人の自覚症状がないにしろ、身体が訴えている**〝沈黙の警告サイン〟**を家族はもちろん、周囲の人たちが見逃さないようにする。それが非常に大切となるのです。

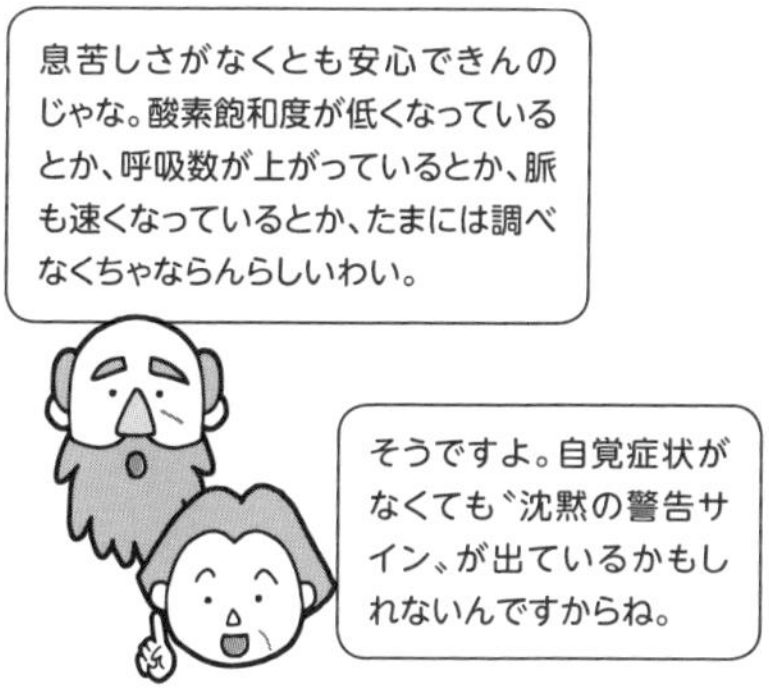

07 しょっちゅう動悸《どうき》がするのも老化が関係しているの？

"動悸《どうき》"の語源はドキドキの「ドキ」、つまりは**「ドキ」を漢字に当てはめたものが動悸**です。**動悸は中国語の心悸《しんき》と同じ意味**です。そのため以前の日本の小説の中では、**動悸のことを「心悸亢進《しんきこうしん》」と書いていた時期がありました。**

さらに、**驚悸《きょうき》という同じ意味の言葉があります。**これら**動悸・心悸・驚悸に共通する漢字の「悸」には、「おそれ＝おそれる」という意味**があります。そのため、**心悸は「おそれ」で心が乱されている状態**を意味しており、**驚悸は外からの「驚き」と内からの「おそれ」が合わさった状態**を意味したのです。

動悸とは本来、病気に関係する症状を表現する言葉として使われることが多いですが、「おそれ」に関係する感情を表現していることも少なくありません。

さて、ここから本項のテーマになりますが、**「動悸は老化に関係しているのか」**という問いかけでしたね。**確かに動悸を感じる原因の1つに老化があります。**老化と聞くと、見た目の変化や身体機能の衰えに目が向きがちですが、**年齢を重ねることは心にも大きな変化を生じさせ**ます。**見た目が変化していくことにストレスを感じ**たり、**身体機能が衰えていくことにもどかしさを感じ**たりすることは、**心に変化を生じさせる要因**です。

その他にも、**日常生活や社会環境の変化からくる孤独感や不安感は、感情のコントロールをむずかしくしてしまい、結果的に老化を原因とした心の変化を生んでくる**のです。

海馬《かいば》という名前をご存じでしょうか。**脳にある器官で記憶や空間学習能力**をつかさどっています。**脳の海馬の名前は、英語名がsea horse（う**

みうま＝海・馬）であるタツノオトシゴに形が似ていることから名付けられたとされています。人は生まれてから今までの出来事すべてを、脳のどこかにインプットしたまま残しているといわれています。**老化する、すなわち年齢を重ねていくということは、今まで経験してきた多くの記憶が脳の中に蓄積されている**ことになります。つまり、海馬に蓄積されているわけです。

　この蓄積された記憶は良いものばかりではなく、過去に起きた悪い記憶も含まれます。そのため、この**悪い記憶の中には、「おそれ」を生んでしまうきっかけが潜んでいる**わけです。

　ポジティブシンキング（前向き思考）の大切さは、多くの書籍で述べられています。この思考法は、**起こらないかもしれないネガティブな記憶の蘇り《よみがえ》を防ぐのに適している方法で、記憶の蓄積からくる「おそれ」にも対応する**ことができます。

　つまり、年齢を重ねるほど記憶の蓄積という老化は進みますが、**「おそれ」の感情をコントロールできれば、結果的に動悸を防ぐことにつながっ**ていくのです。

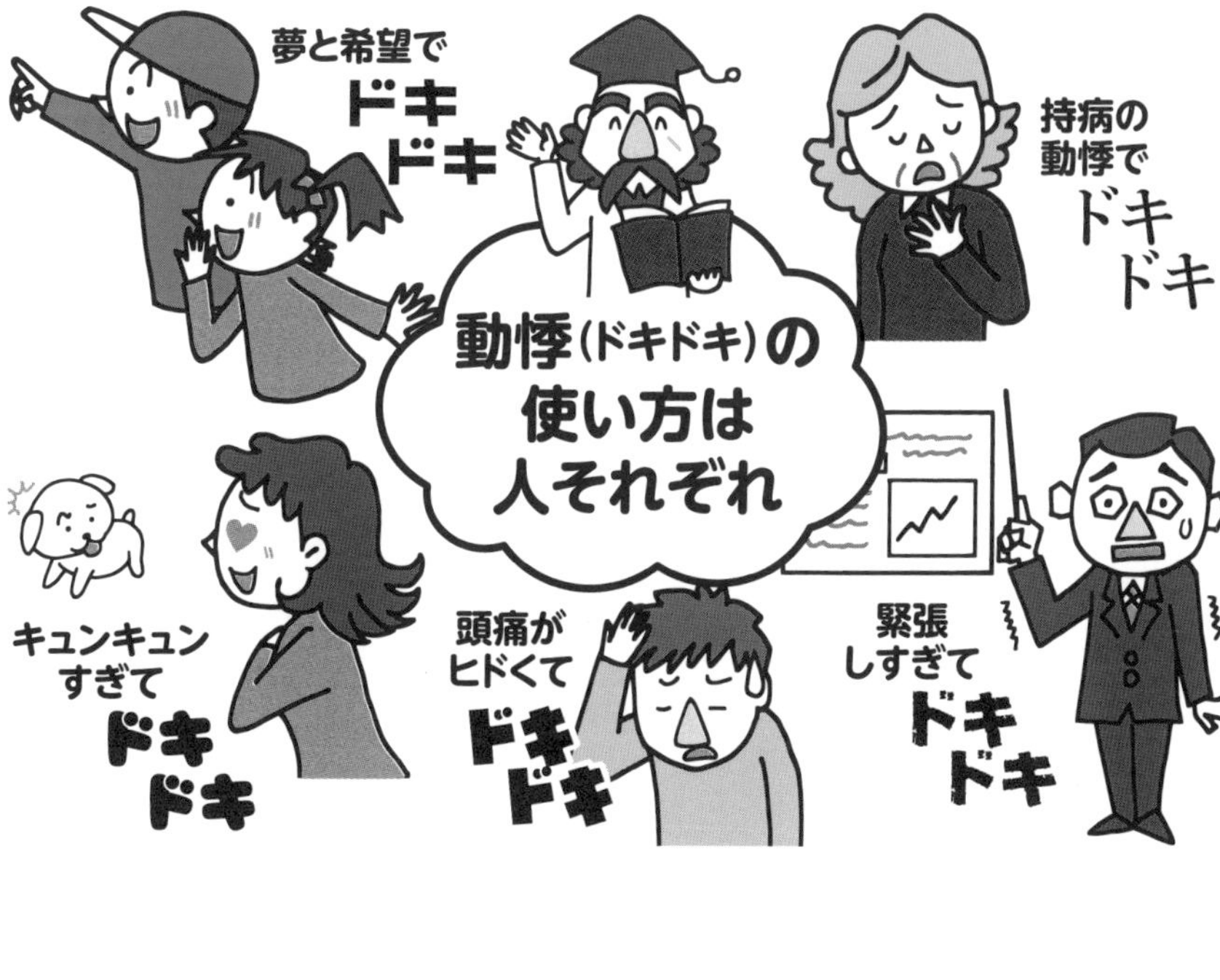

08

睡眠時に呼吸障害を起こすのも老化に原因があるの？

睡眠時の呼吸障害で頻度が高いのは、〝睡眠時無呼吸症候群〟です。睡眠中に繰り返し呼吸が停止するため、熟睡感がなくなって日中に過度の眠気や体のだるさが出るのです。**症状として出現するのは、大きないびき（いびきのあとに呼吸停止をきたす）、睡眠途中の覚醒、頻尿、日中の眠気、倦怠感や集中力の低下、起床時の頭痛**などでしょうか**（図A）**。

睡眠時無呼吸症候群かどうかは、ポリソムノグラフィ検査（PSG検査）で診断します。また、この症候群は**〝閉塞性〟〝中枢性〟の2つに分類**されます。

閉塞性は、睡眠時に舌根が沈降し、上気道での空気の出入りを妨げるため、「閉塞性」睡眠時無呼吸症候群といわれているんです。対症療法としては、口腔内装置（マウスピース）**（図B）**や持続気道陽圧装置（CPAP）を用いた治療が中心となります**（図C）**。

中枢性は、睡眠中に脳から呼吸筋を動かす信号が送られないため、息の通り道に障害がなくても息が止まってしまう状態ですね。脳梗塞など脳血管障害の後遺症、心不全の患者さんで見られる症状です。

特に心不全に見られる**〝チェーン・ストークス呼吸〟**。小さい呼吸から大きな呼吸となったあとに換気量が減少し、10秒から20秒呼吸停止する。その後、呼吸はふたたび同様の周期を繰り返すんですが、これも**「中枢性」睡眠時無呼吸症候群**の一種と考えられています。

喉の筋力が衰える**高齢者の中枢性無呼吸症候群・中枢性呼吸障害は、脳血管障害や心不全の罹患率が上がるため2割方多く**なります。。ただし、基礎疾患の治療によって改善することもあります。

また、**治療にあたっては、閉塞性睡眠時無呼吸症候群と同様に、まずCPAPを用いて軽減できるかどうか検討**します。**人工呼吸器に近いAdaptive Servo Ventilation（ASV）を使用する場合もあり**ますが、心不全患者さんへの適応に関しては現在再検討されているところです。

図A　睡眠時無呼吸症候群のリスク

●睡眠時無呼吸症候群の危険サイン

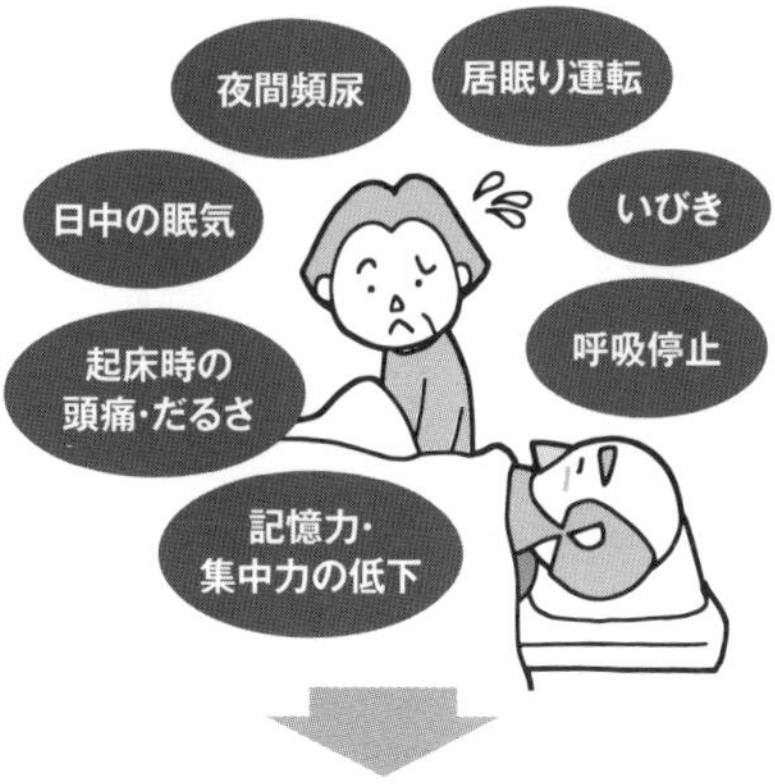

●睡眠時無呼吸症候群による危険疾患

- 動脈硬化
- 心不全
- 糖尿病
- 心筋梗塞
- 肝不全
- 認知症
- 脳血管障害
- 高血圧

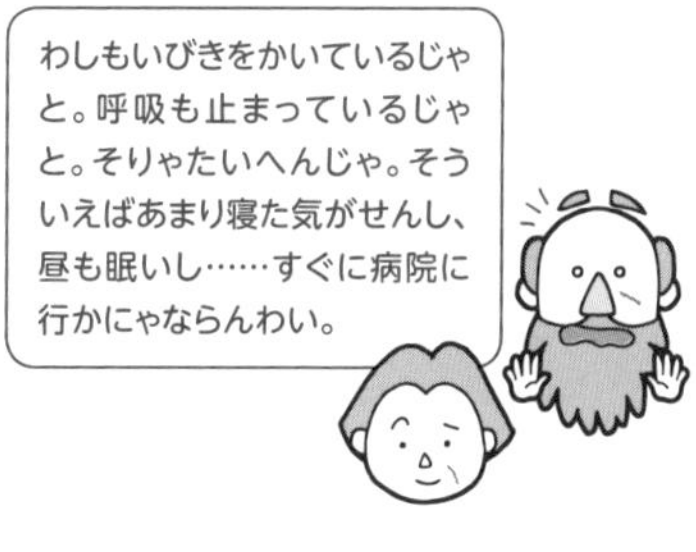

図B　口腔内装置（マウスピース）

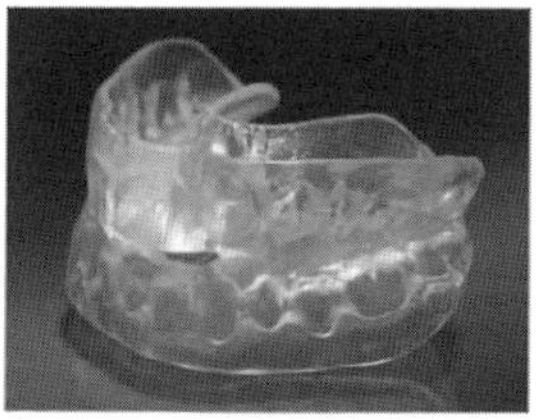

睡眠時無呼吸症候群の対症療法に使われる睡眠時に口腔内にはめ込むマウスピースの1種類。

図C　持続気道陽圧装置（CPAP）を使った治療

気道が閉塞した睡眠時無呼吸症候群の成人患者に用いる装置。事前に圧力を設定しておき、睡眠時に一定量の空気を患者に送り込む。これで肺が軽度の加圧状態になり、ガス交換が容易になる。

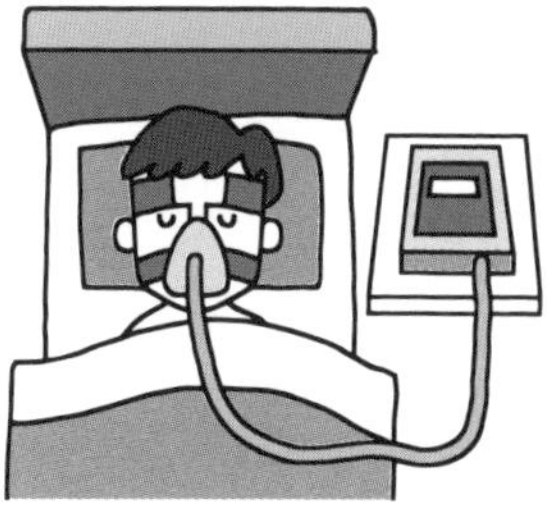

09 老化すると味覚障害が起きるってホントなの？

人間は食べ物を口に入れると、舌の表面部分にある味蕾《みらい》で味を感知し、大脳の味覚中枢へ電気信号として伝えることで、味を感じています**（図A）**。ところが、**高齢者になると舌や口腔内にある味蕾が減少**するのです。個人差はありますが、高齢者では新生児と比べて、味蕾の量は3～5割ほどが少ないといわれています。要するに、**味細胞は老化によって減る**というわけです。

また、**歳を取るにつれて、かむ力が低下し、唾液も減少**していきます。そうすると、味蕾の働きが落ちて味覚が低下するようにもなります。

近年、味覚の低下の原因として注目されているのが薬の影響です。味を感じるためには亜鉛や鉄といった成分が必要になりますが、薬の中の成分に亜鉛の働きを弱めるものがあるのです。それはどんな薬なのか。指摘されているのは、**血圧を下げる薬や尿を出す薬などで、これらの薬には、味覚障害が起こす可能性がある**といいます。

それ以外にも**味覚の低下は、糖尿病や腎臓病などのさまざまな病気の合併症によって起こる**場合があります。糖尿病や腎臓病のなどにより、腎臓の機能が低下すると亜鉛が過剰に排出されるため、味覚障害になりやすいのです**（図B）**。

では、**味覚を感じにくくなったらどうすればいいのか**。まず、口の中の乾燥を防がなければならないので、対策として、うがいをこまめにしなければなりません。

また、口の中を見ると、舌の表面が白い舌苔《ぜったい》（上皮からはがれた垢）でおおわれていることがあります。**舌苔があると、味を感じにくくなることがあるので舌ブラシで舌苔を取る**ようにします。

味蕾をつくる働きがある亜鉛の補充も有効で

す。**カキ、レバーをはじめ、亜鉛を多く含む食材を積極的に取る**ようにします。

ただし、高齢者は味覚が低下すると、濃い味付けのものを好んだり、食欲が低下するなどさまざまな弊害が生じることがあるので、自分の味覚などの変化に注意をおさおさ怠りなく！

図A 味が脳に伝達される仕組み

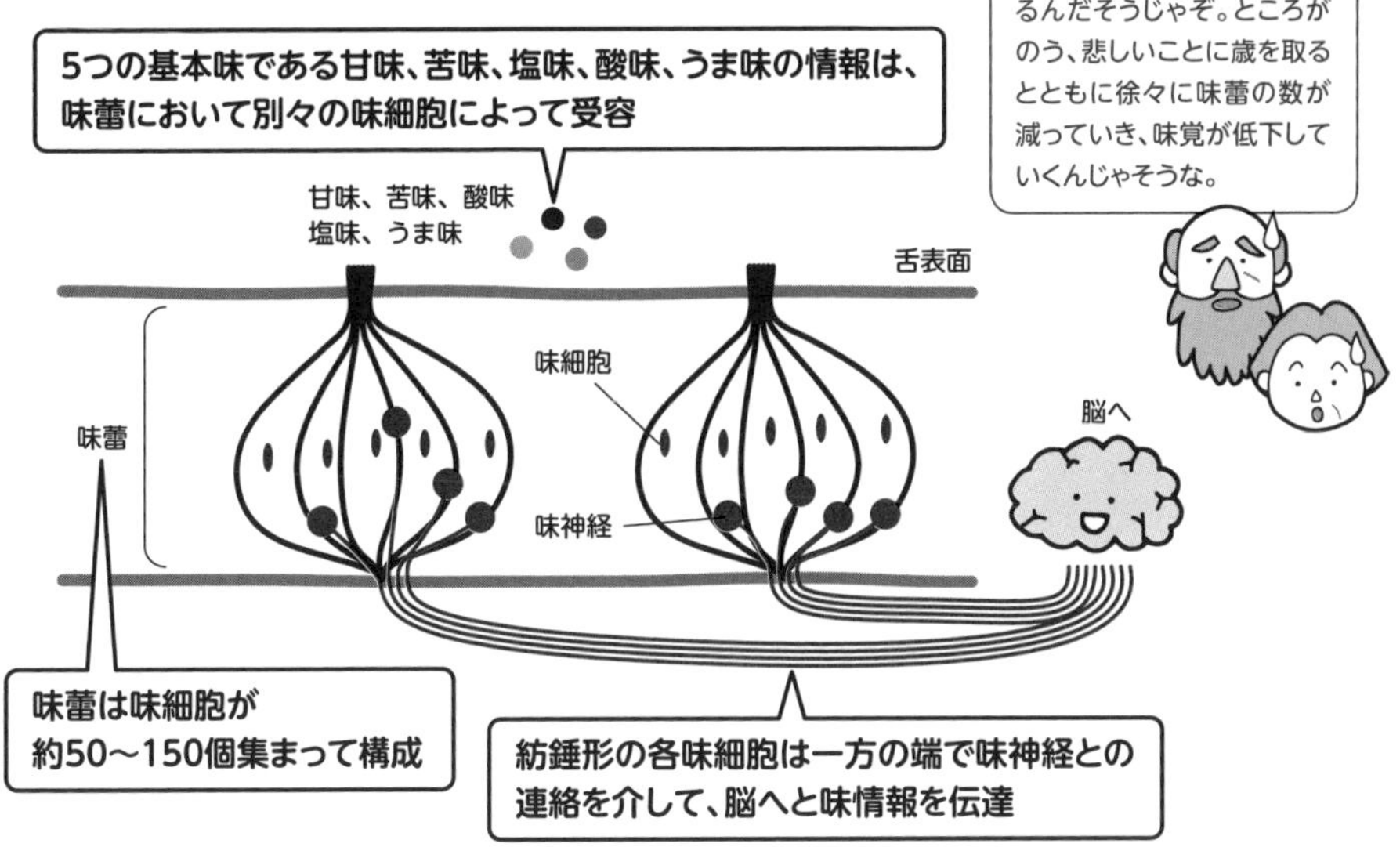

図B 加齢による味覚低下の要因

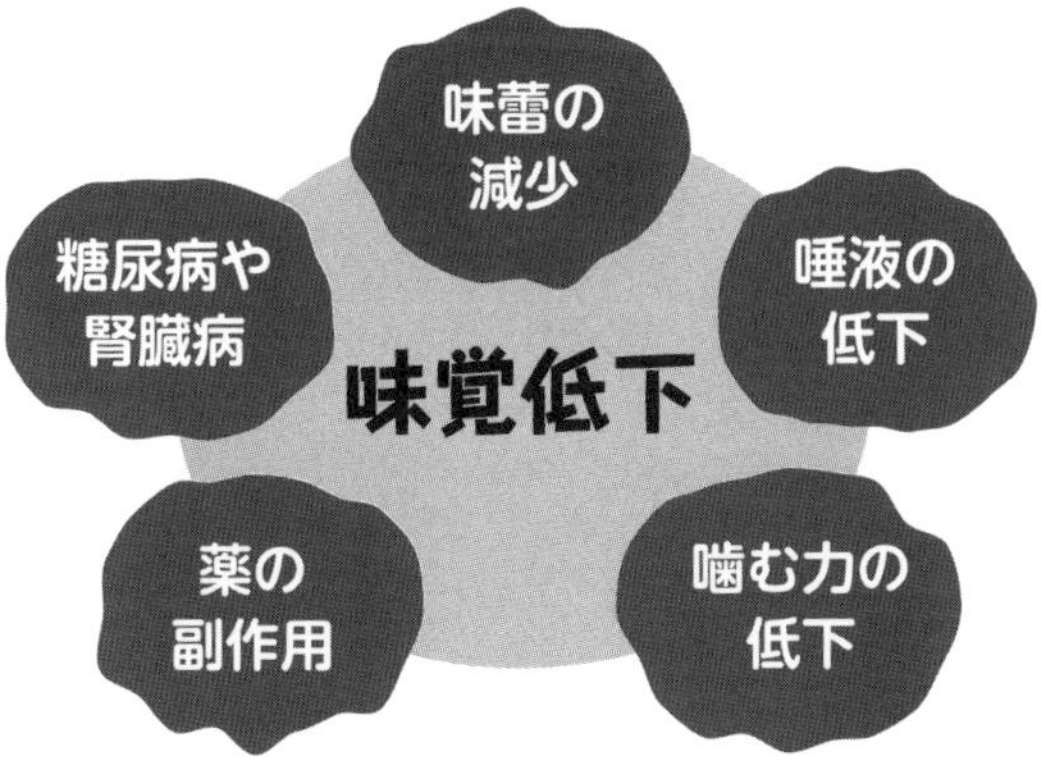

図のように加齢による味覚低下には
種々の要因がかかわる。

10 老化すると匂いの感じ方が変わるってホントなの？

高齢になると、匂いの感じ方も徐々に低下していきます。耳や目といった感覚器と同じですね。**匂いの感じ方が低下する場合、蓄膿症《ちくのうしょう》やウイルス感染（COVID19など）によることが多い**のですが、**加齢も嗅覚を低下させる要因の1つになります。鼻の奥には嗅上皮《きゅうじょうひ》といわれる場所があります。嗅上皮には数百万の嗅細胞が密集し、匂いの情報を脳に伝える役割を果たして**います。ですから、なぜ加齢で嗅覚が落ちるのかを理解するには、脳内での神経再生について少し知る必要があるのです。

一般的に、**神経細胞は、一度傷害されると二度と再生しません。**ところが、**嗅細胞だけは、例外的に終生にわたり再生を繰り返し**ます。古い細胞が死んで脱落しても、代わりに新しい嗅細胞が生まれて嗅上皮に入り込み、嗅細胞数は維持されるのです。学校に例えると、毎年3月に多くの卒業生が学校を離れますが、4月になると新入生が仲間に加わります。全校生徒数に変わりはありませんが、一部の生徒が毎年入れ替わる（嗅細胞では月々の単位で入れ替わる）イメージです。

とはいっても、**加齢した嗅上皮では、死んで脱落していく細胞は減るものの、新しく生まれる細胞の減り方のほうが多い**のです。結果として**嗅上皮内の嗅細胞数は減少し、匂いの感じ方が低下**してしまう。要するに、**老化によって嗅細胞の新生能力が低くなる**というわけです（図A）。また、**嗅覚の低下は、男性60代、女性70代ぐらいから**見られるようです。

では、どのようにしたら嗅細胞の減少を抑えることができるのか。これはたいへんむずかしい問題ですが、匂いを嗅ぐようにすると神経の再生が促進されることが動物実験によってわかってきたことは朗報です。

健康維持のために定期的な運動が推奨されますが、**嗅覚でも、さまざまな匂いを意識して嗅ぐようにすれば、加齢による匂いの低下を予防できるかも**しれません。歳を取って匂いに鈍感になったら、いろいろな匂いを求めて歩く……「匂い散歩」をするのも楽しく有用で、一石二鳥かもしれませんね。

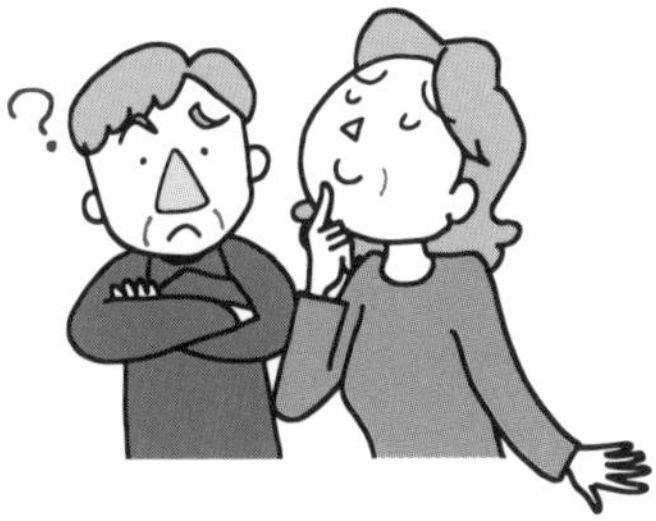

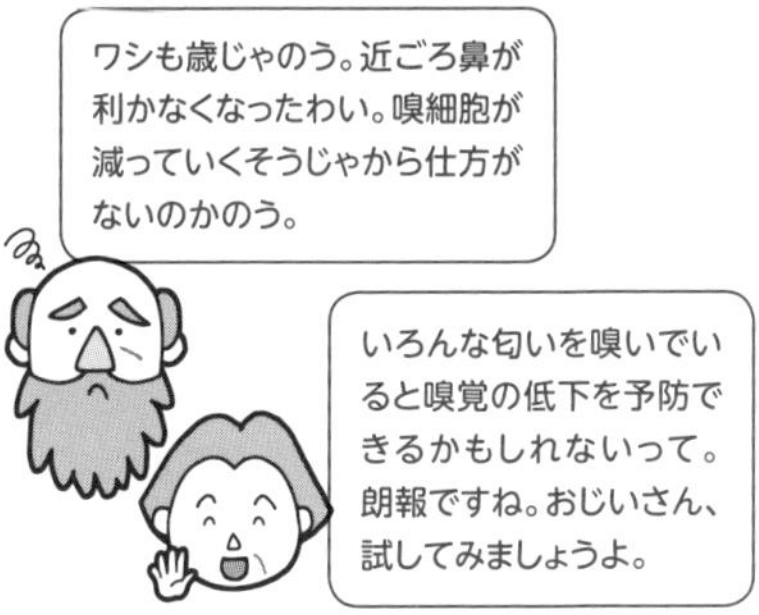

図A　嗅上皮と鼻の断面

嗅上皮の拡大図

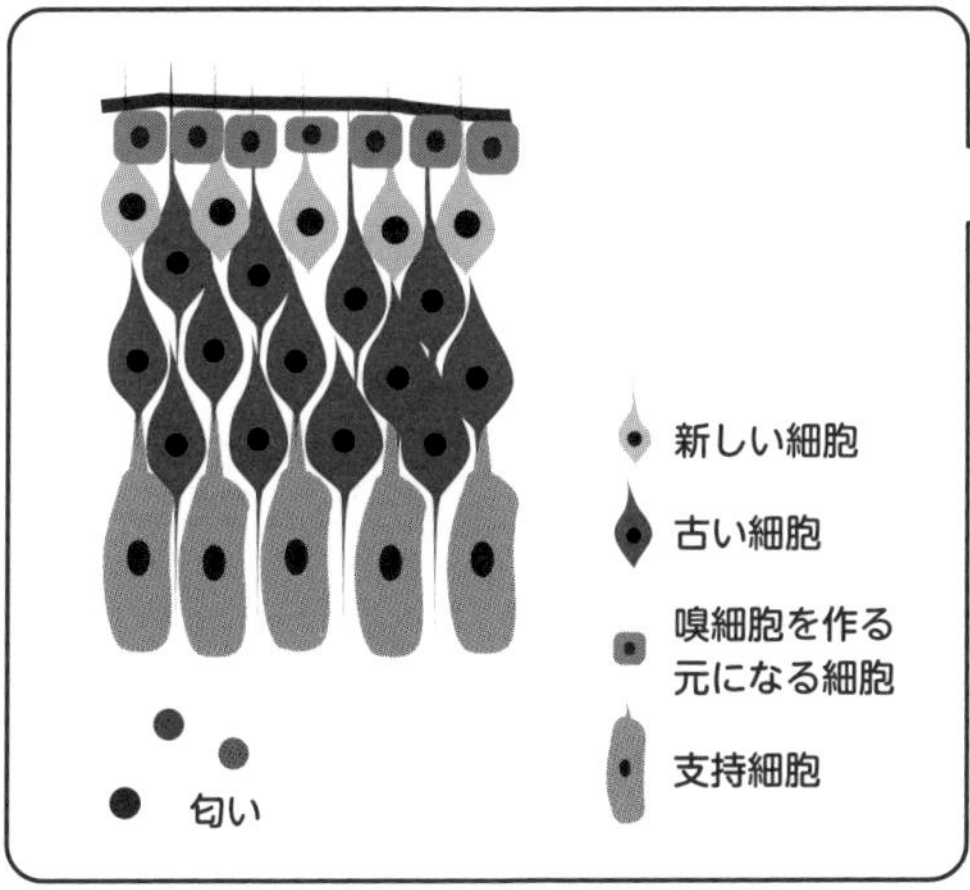

鼻の断面

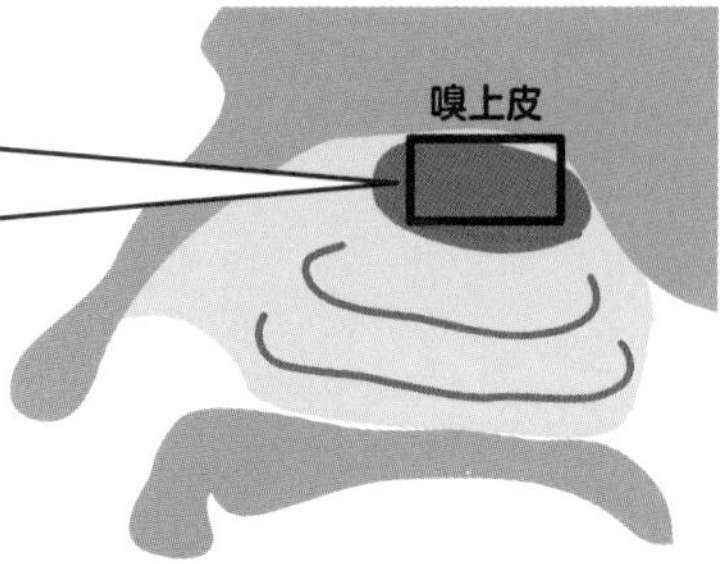

古い細胞はいずれ死んで脱落する。脱落して空いたスペースに新しく生まれた嗅細胞が組み込まれるが、嗅細胞の総数は変わらない。老化にともない死滅する細胞は減るが、新しく生まれる細胞はさらに減少する。結果として嗅細胞の総数は減少し、嗅覚は低下していく。

11 めまいも老化が原因で起きることがあるの？

地震でもないのに「グルグル回る」「フラフラする」「グラグラする」……こんな症状を「めまい」と呼びます。では、体のバランスを取るには、どこの器官が働いているのでしょうか（**図A**）。

私たちの**体のバランスは、感覚器としての眼、耳、筋肉や腱などからの情報が脳に送られて分析され、脳からの指令を全身の筋肉が反応して保たれて**います。

眼**（視覚）**は体のバランスにとって非常に重要で、「眼をつぶって歩く」「真っ暗闇を歩く」などを試してみると、おそらくフラフラするように感じるでしょう。**眼の老化により、〝水晶体〟（レンズ）が曇り、〝網膜〟（視覚のセンサー）にも変化が起こり**ます。こうなるとモノがはっきり見えなかったり、歪んで見えたり、見える範囲が狭くなったりします。

耳の中の〝前庭器〟（前庭覚）は、頭の位置や動きに対するセンサーで、体のバランスを取ったり視野の安定のための重要な器官です。遊びなどで体をグルグル回転させると目が回りますね。それは、前庭器が刺激されて起こるわけです。前庭器の老化により〝感覚細胞〟（バランスのセンサー）の数が減ったり、〝耳石〟（耳の中にある砂のようなもの）が変化します。といっても、**悪くなるのは75〜80歳ごろから**です。

〝筋肉〟や〝腱〟**（深部知覚）**は、四肢や体の位置、その状態のセンサーです。たとえば、目をつぶって両脚で立ち、左右に体を傾けてもどちらの脚に重みがかかっているかがわかりますね。ところが、**老化によって深部知覚が低下すると、「立つ」「歩く」などの動きをしたときに脚や体からの情報が減って、バランスが悪くなる**のです。柔らかいベッドの上では歩きにくくなることを想像してください。

全身、特に**脚や体の筋肉はバランスを保つのに重要**ですが、40代に入ると筋肉量も筋力自体も低下しはじめます。眼や耳の働きが正常でも、脚に力が入らなければスムーズに立ったままでいたり、歩いたりするのはむずかしいでしょう。

めまいにさいなまれはじめると、外出したり人に会うのを避けるようになりがちです。でも、体を動かさずにいると、筋力が低下するのはもちろん、体のバランスも悪くなってしまう。転倒の危険性が高まり、骨折から寝たきりになる可能性も生じます。そんな事態を避けるには、やはり適度な運動や体操をするなど、体に刺激を与えることが重要です（**図B**）。ただし、脳梗塞など老化のほかのめまいを起こす病気が隠れているかもしれないので、心配でしたら耳鼻咽喉科などで相談することが求められます。

図A　体のバランスと老化

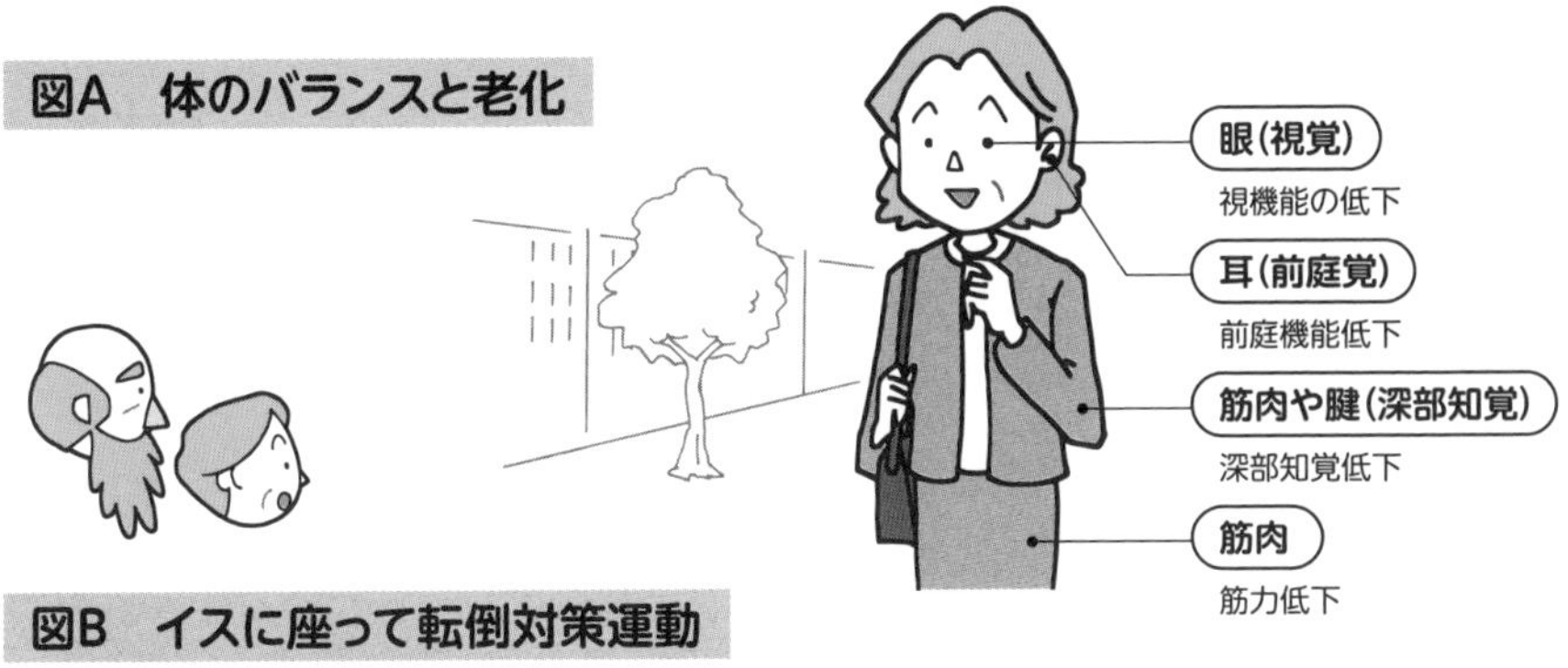

図B　イスに座って転倒対策運動

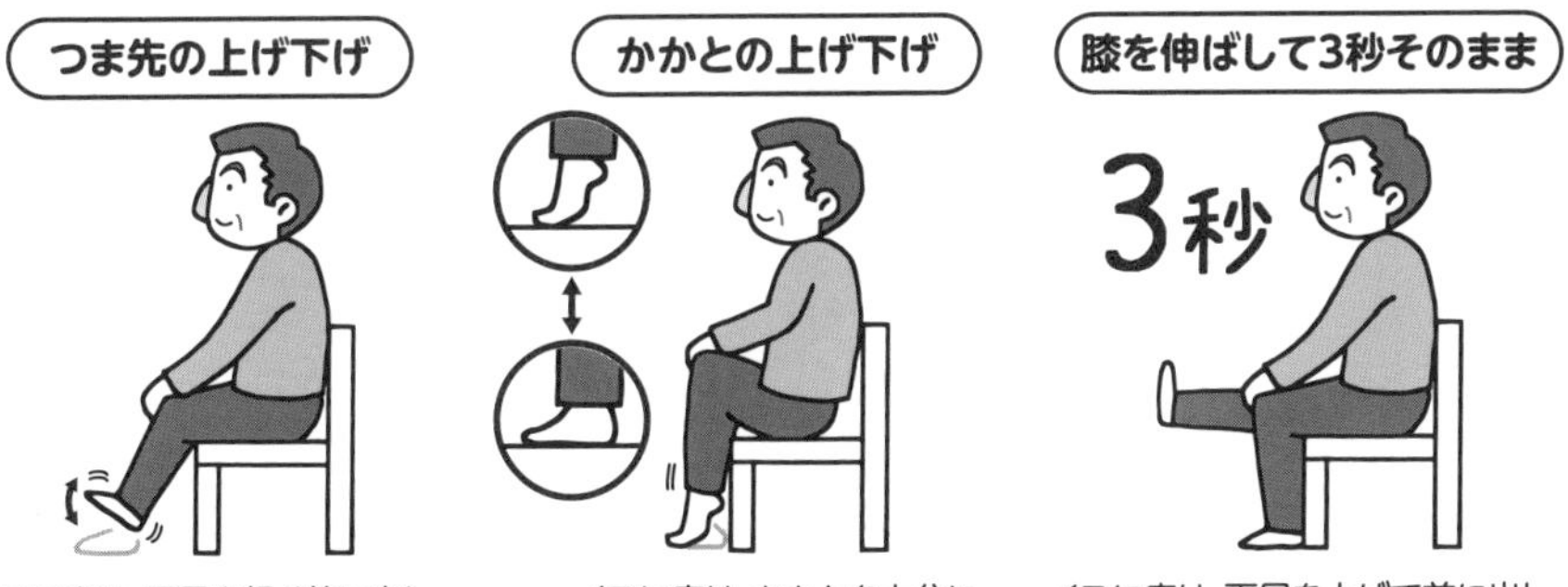

イスに座り、両足を軽く前に出し、つま先を上げ下げする

イスに座り、かかとを十分に上げ下げする

イスに座り、両足を上げて前に出し、つま先を上げ下げする

12 老眼って何が原因で何歳ごろからはじまるの？

老眼は、近くのものに焦点を合わせる目の能力（調節力）が徐々に低下することです。これは**加齢にともなって起こり、調節力は年齢とともに低下します（図A）**。

老眼は、**通常40代前半から半ばで目立ちはじめ、65歳ごろまで悪化**し続けます。近くのものが見づらくなり、文字をはっきりさせるために焦点を遠くに持っていく傾向がある。老眼の方は、きっとそんな経験をしているでしょう。

老眼初期では自覚症状がないことが多いのですが、**長時間読書などの距離調節作業によって、目の疲れや頭痛などの眼精疲労の症状が出ます**。そのため、40代で眼精疲労が強い場合は、眼科を受診して老眼の有無を検査し、老眼と診断されれば近くを見るとき用の眼鏡（老眼鏡）作成を勧められるでしょう。

老眼の主な原因は、水晶体という眼の中にあるレンズの老化です。水晶体の付着部に毛様体筋があり**（図B）**、**毛様体筋《もうようたいきん》の収縮により水晶体の張力が解放されると、弾力性のある水晶体嚢《すいしょうたいのう》が水晶体をより球形に変形し、屈折力を変えることで、ピントを調節する**のです。ところが、**加齢にともない目の水晶体が硬くなると、水晶体の柔軟性が失われ、水晶体の形状を変化させられなくなります**。すると、近くにある画像にピントを合わせられなくなり、その結果、ピンぼけになってしまう、というわけです**（図C）**。

俗説的に「近視があると老眼になりにくい」「遠視があると老眼になりやすい」という話を聞くのではないでしょうか。しかし、**実際には近視の人も同じように老眼になります**。図Aのように調節力は加齢とともにほぼ同じ速度で低下していきます。ですが、近視眼ではもともと近距離にピントが合っているため、近くを見るときに調節する必要がありません。そのため、調節力が落ちていても老眼に気づきにくい。**近視の人でもコンタクトレンズや眼鏡で遠くが見えるようになると、近くは見えにくくなり、老眼を自覚する**ようになります。

また、**遠視は、近視や乱視と同じように〝屈折異常〟、老眼は〝調節異常〟。異なるものなので、近視は老眼になりにくいと同じく、「遠視は老眼になりやすい」には根拠がない**のです。

図A　加齢にともない調節力は低下していく

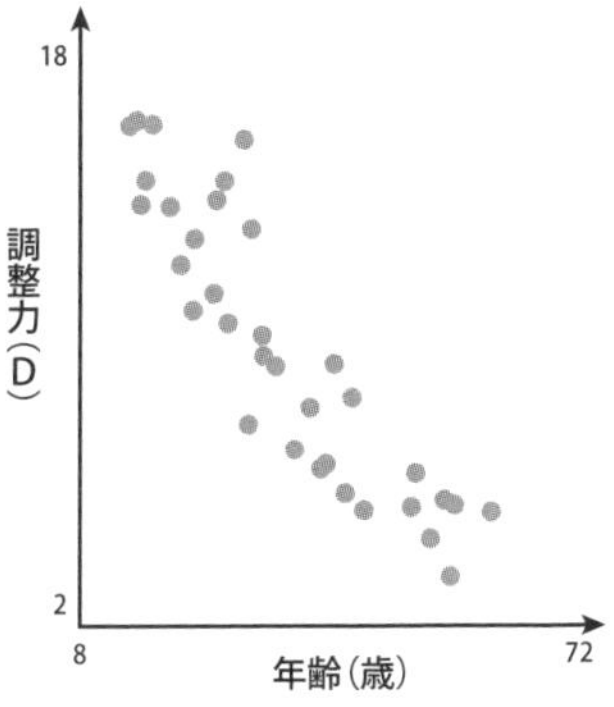

図B　眼球の構造

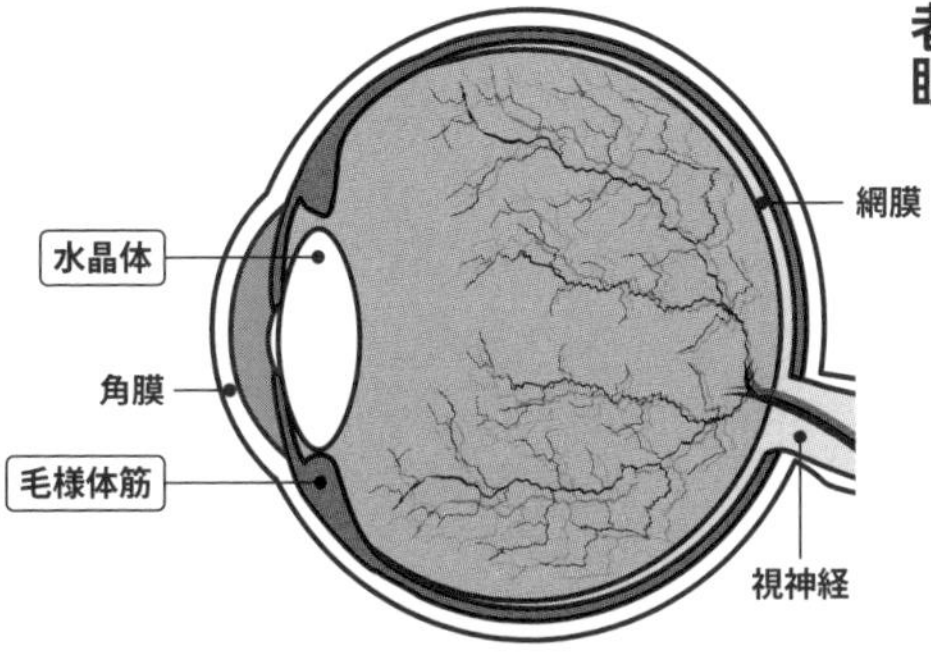

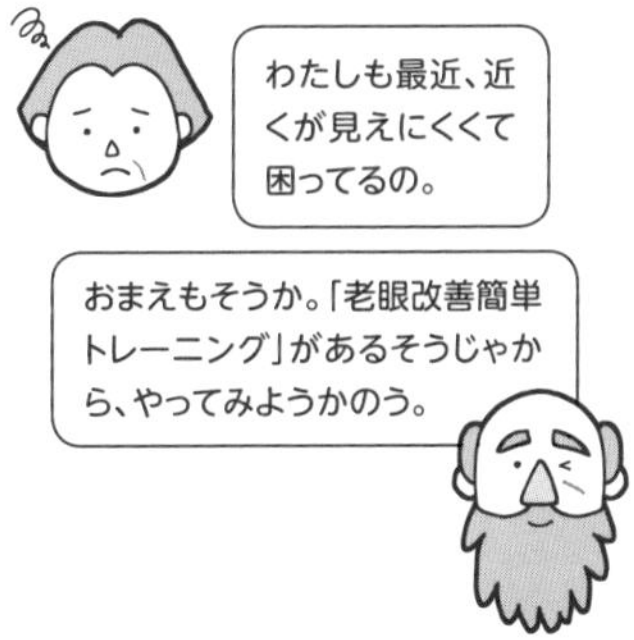

図C　遠くと近くを見るときの水晶体の変化

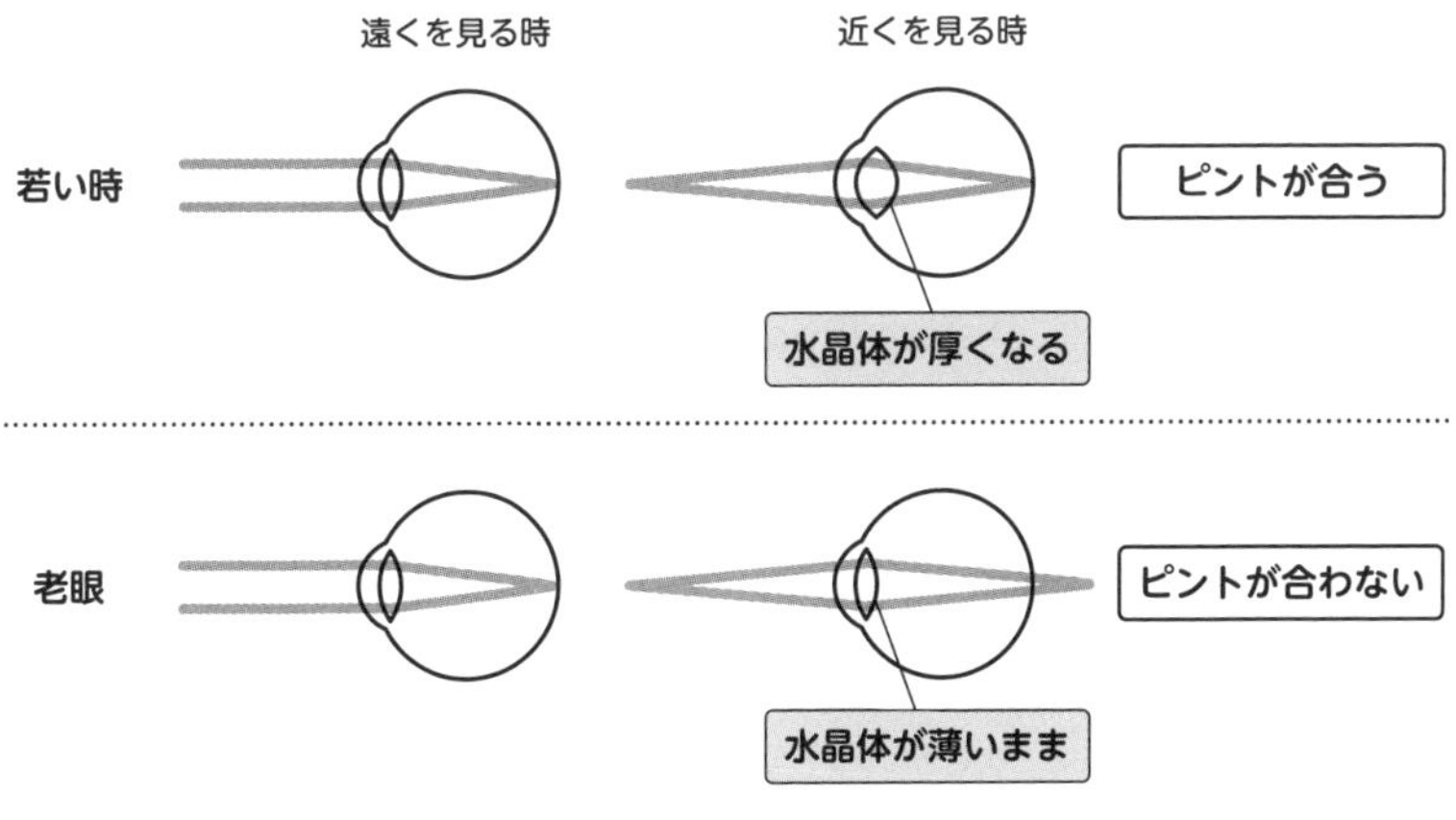

13 老化すると誰もが白《はく》内《ない》障《しょう》になるってホントなの？

白内障は、眼の中のレンズの役割をする水晶体が濁ってしまう病気です（**図A**）。**白内障の原因の多くは加齢によるもので、早い人では40代から、50代で約45％、60代で75％、70代で85％、80代では100％の人が白内障を発症**するとみられています。

白内障の症状は、初期段階ではあまり自覚症状がなく、気がつきにくい疾患です。**白内障が進むと、かすんだり、物が二重に見えたり、まぶしく見えるなどの症状が出現**します。進行すれば視力が低下、眼鏡でも矯正《きょうせい》不可となります。

白内障は、歳を取れば誰にでも生じるため、**眼の老化現象の1つ**と考えられますが、**老化によってなぜ水晶体が濁って透明性が失われ、混濁にいたるのかは明らかになっていません**。紫外線暴露、糖尿病、近視、アトピー性皮膚炎、外傷、放射線等の外的・内的要因によっても白内障は促進されるものの、主たる要因は加齢といえます。ですが、**発症のメカニズムはいまだに解明されていないの**です。

水晶体は、主に水分とタンパク質で構成されています。発症機構は明らかではないものの、**紫外線照射、酸化ストレス、加齢などによって水晶体構成タンパク質に構造変化が生じ、これらが白内障の一因**であろうと思われています。

白内障の治療ですが、残念ながら**一度濁った水晶体を透明に戻す薬は今のところ存在しません。**ですので、**進行した白内障に対しては、濁った水晶体を手術で取り除き、眼内レンズを挿入する手術加療が一般的**に行なわれます。手術を検討する時期については、「視力の低下による仕事への支障」「外でまぶしくて極端に見えにくい」「矯正した視力が0・7以下となり、運転免許の更新ができない」などが考えられます（参考：日本白内障学会ホームページ）。

白内障の手術は、水晶体の周囲の薄透明の皮（水晶体嚢）の前側の部分に穴をあけ、内部の混濁している水晶体を粉砕し、吸引します。その後、**水晶体の代わりの人工水晶体を水晶体嚢《のう》に挿入**します**（図B）**。人工水晶体には、乱視量を減らすものや、眼鏡のように1か所でなく数か所焦点が合う多焦点眼内レンズなどがあります。

加齢は止めようがないものの**白内障の予防法には、紫外線対策効果のあるサングラスやソフトコンタクトレンズ、体内の酸化ストレス産生の抑制のための禁煙、血糖コントロールなど**が考えられます。目の打撲やケガ、放射線の被曝でも白内障の原因になるので、要注意です。

白内障は、80歳でほぼ100%の人が発症し、徐々に進行する病気です。白内障による視機能の低下は生活の質にも影響するため、おかしいなと思ったらまず眼科医に相談してください。

図A　水晶体の混濁による白内障

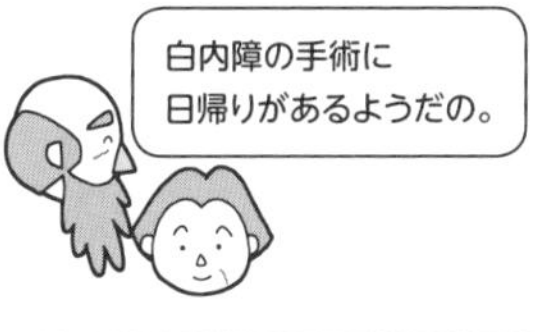

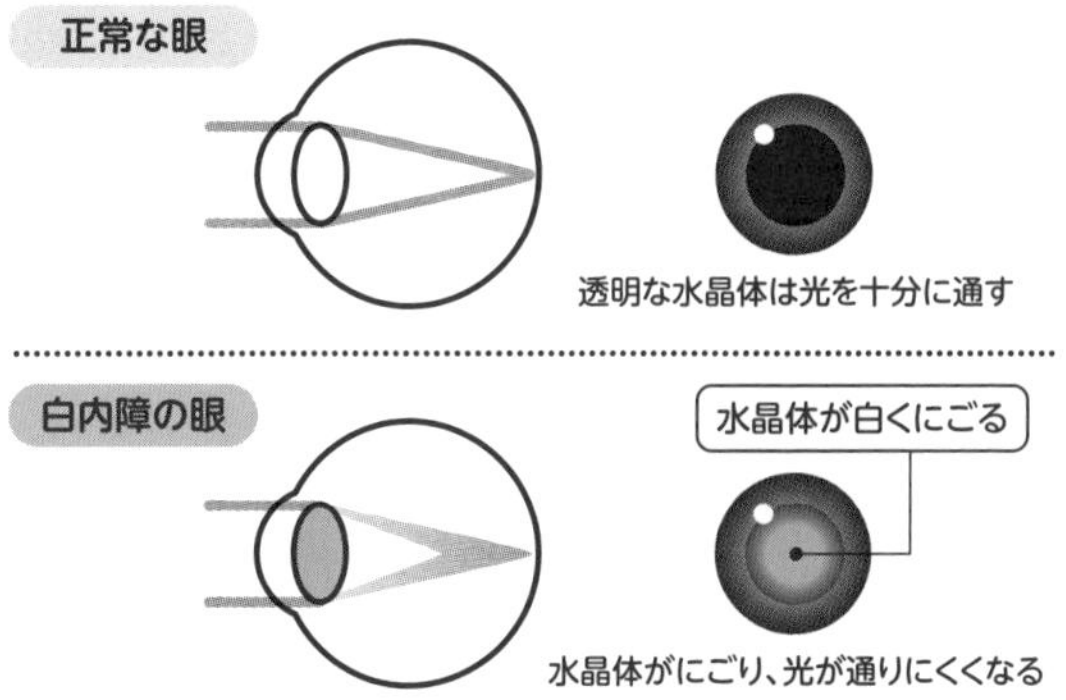

図B　白内障手術における人工水晶体の挿入

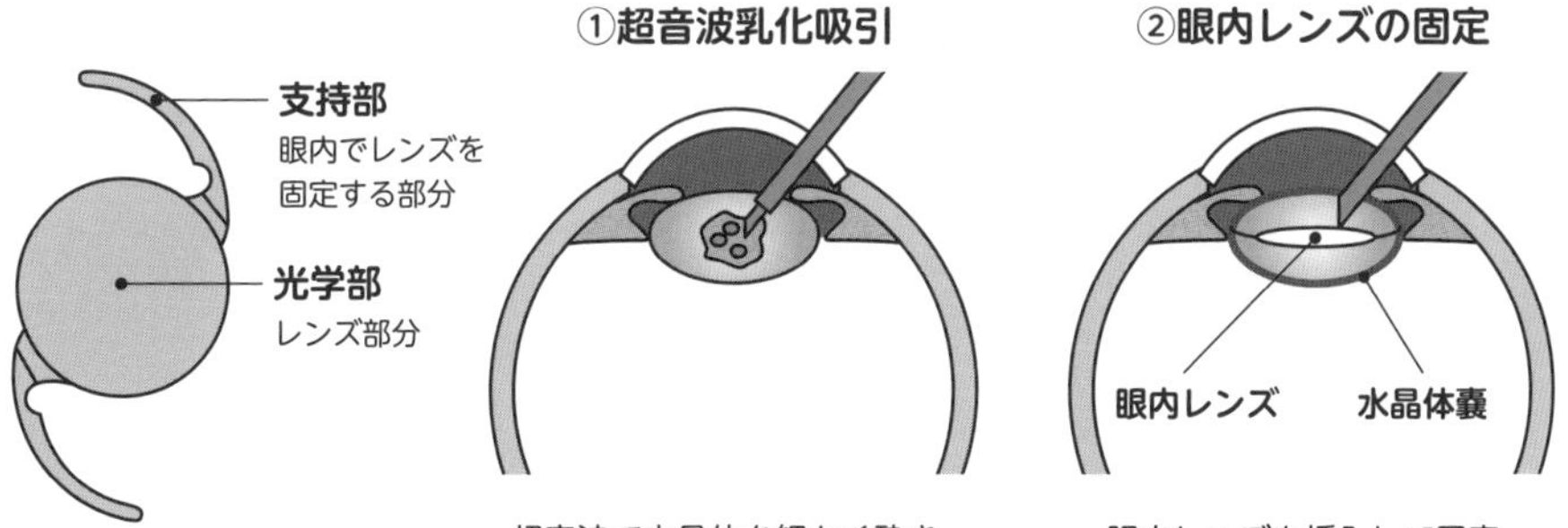

超音波で水晶体を細かく砕き、吸引して取り出す。

眼内レンズを挿入して固定。

14

緑《りょく》内《ない》障《しょう》も老化がいちばんの原因だってホントなの？

最近、目が見えにくくなったり、視野が狭くなったりしていませんか。それって、もしかすると緑内障かも……。

緑内障とは、脳に伝達する情報をつかさどる視神経に障害が発生して視野が狭くなったり、部分的に見えにくくなったりする病気です。**的確な治療が行なわれないと失明**したりします。**中心視力や読書能力に影響が出るまで患者さんが気づかぬままに進行することも多い病気**です。そして、**失明原因のトップが緑内障**なのです。

症状としては、少しずつ見える範囲が狭くなっていくのですが（**図A**）、日常生活では通常両眼でモノを見ているので、片方の眼の視野を反対側の眼で補っていて、なかなか自分で気づけません。

まぶたの上から眼を触ると風船のような弾力があります。これは眼の中を流れている液体（房水）が一定の圧力を保っているためで、この**房水による眼球内の圧力を〝眼圧〟**といいます。**眼は光の通り道で、〝角膜〟〝水晶体〟〝硝子体〟など透明な組織を持つため、房水が血管の代わりに栄養を与える役割**を持っています。

実は、**眼圧が緑内障の主な原因**になるのです（**図B**）。老化によって組織が硬くなることで、排水溝の部分である房水の出口が詰まりやすくなって眼圧が上がったり、視神経が眼圧に対して弱くなったりします。障害された神経は元に戻らないので、早く見つけて、眼圧を下げる治療をする、それがとっても重要です！

また、**緑内障とは加齢が大きな原因を占めている病気です。40歳以上の中高年20人に1人がかかる代表的な病気の1つ**です。**緑内障、糖尿病による合併症である糖尿病性網膜症、および加齢黄斑**

図A 緑内障が起こす視野障害の進行状況(イメージ)

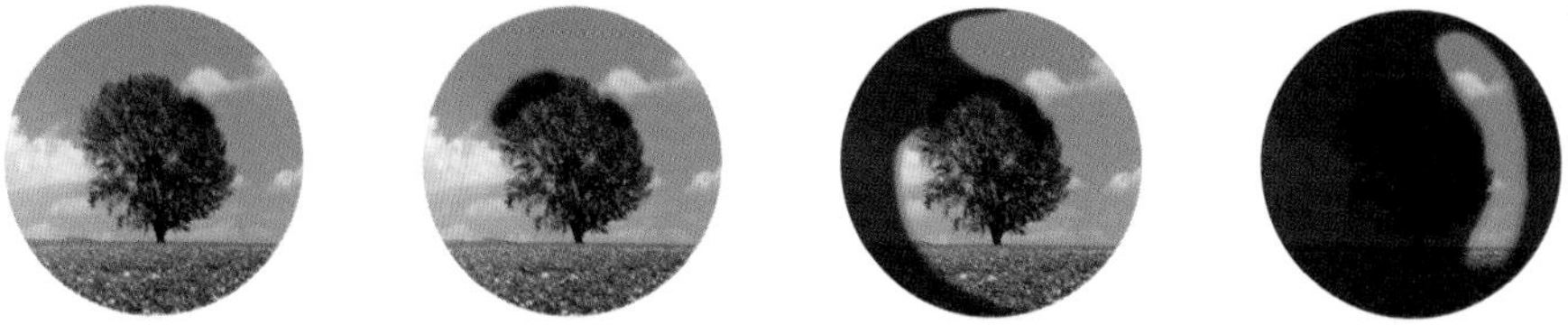

正常　初期　中期　末期

正常	視神経乳頭という場所には光を感じる細胞(視細胞)がないので、人の眼には正常でも盲点という見えない場所がある。
初期	自覚症状はほとんどない。
中期	反対側の眼でカバーできたり、目を動かしてモノを見ることで見えない場所に気づかない人も多くいる。
末期	大きく視野が欠けていて、日常生活での支障も多大となる。

図B 眼球の断面図と視神経の圧迫の構造

眼圧が高くなると視神経が圧迫され視力低下が起こる

参考:健康長寿ネット(公益財団法人長寿科学振興財団)掲載・Copyright © guniita / 123RF写真素材より作図

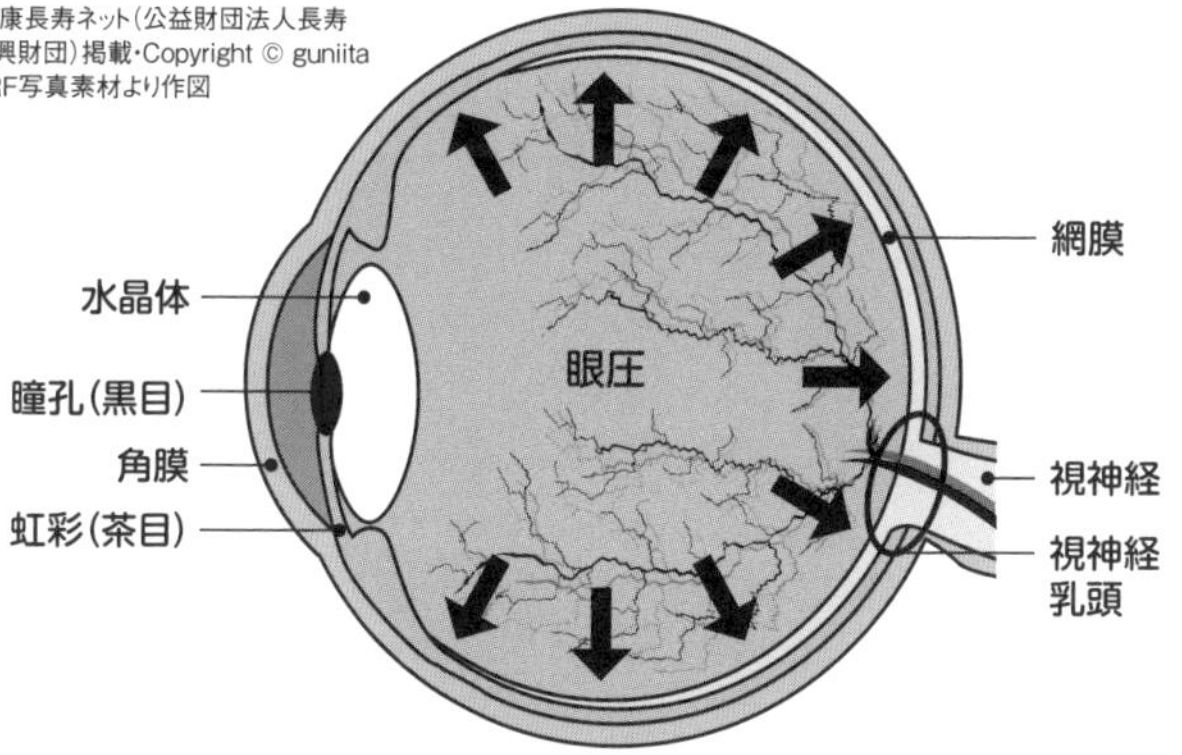

失明原因の疾患ベスト5

	疾患名
1位	緑内障
2位	糖尿病網膜症
3位	網膜色素変性
4位	(加齢)黄斑変性症
5位	脈絡網膜萎縮(病的近視)

参考:厚生労働省報告書(2017年)

変性症も老化が大きな要因となります。中高年に差し掛かったなら、心当たりがあろうとなかろうと、眼の検診を欠かしてはいけませんね。

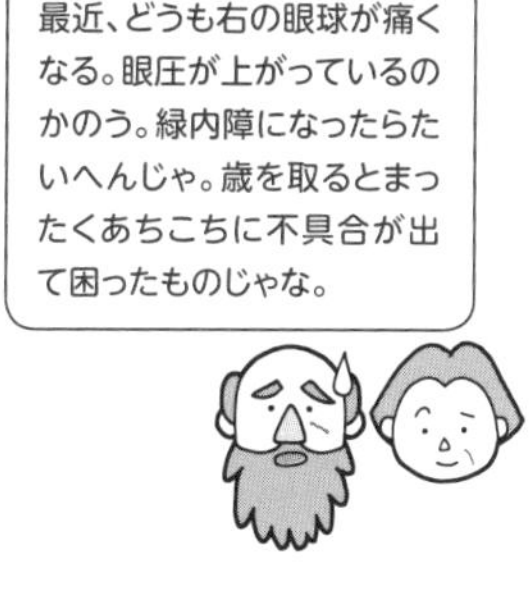

15 皮膚が老化するとシワやシミができるのはどうしてなの？

「お肌の曲がり角」という言葉をよく耳にすることがありますね。女性の〝疲れと肌の意識調査〟によると30代女性の意識が顕著で、30代前半では「目の下のくま」「肌荒れ」「顔色のくすみ・わるさ」、30代後半では「口角の下がり」「毛穴のたるみ」を実感するようです。

ただし、持って生まれた肌質が、生活環境・食事によって影響を受けることを忘れてはなりません。なので、自分に合った化粧品や食事が重要になってくるわけです。

さて、そんな皮膚にダメージを与える原因に、**〝加齢老化〟**と**〝光老化〟**があります**（図A）**。

加齢老化とは経時変化によるもので皮膚の主成分であるコラーゲンに糖が結合し、その結果、**皮膚の水分が除かれて、薄く、固くなる皮膚老化のこと**です。個人差があって、湿度や乾燥などの環境や食生活に依存する傾向があります。**肌質も普通肌、脂性肌、混合（乾燥脂性）肌、乾燥肌に分ける**ことができ、肌質に合った化粧品が推奨されています。

光老化とは紫外線が悪さをする皮膚の劣化で、女性にとっての大敵、シワやシミができる原因になります。皮膚を寝具のマットに例えると、スプリングが**エラスチン**で、横のネットが**コラーゲン**、その間を埋めているのが水持ちのよい**ヒアルロン酸**ということになります。

紫外線に暴露されるとエラスチンが弾力を失い、コラーゲンが固まることで肌に空隙《くうげき》ができ、それがシワになると考えられているし、ヒアルロン酸の水持ちだって悪くなってしまうのです。

シミができるのも紫外線が悪さをします。**肌はターンオーバーといって28～40日で入れ替わる**のですが、紫外線に暴露されると皮膚の細胞が元気を失い、代謝が悪くなり、メラニンという色素が落剝《らくはく》できなくなる。その結果、シミになるということです。だから、**肌にとって紫外線を浴びるのは〝百害あって一利なし〟**というわけです。

また、ストレスも皮膚の劣化に悪影響を与えます。肌に潤いをもたらす女性ホルモンが皮膚に行きわたらなくなり、肌の水分が減りコラーゲンの生成にも影響するのです。なぜなら精神的な緊張状態ではストレスホルモンが発生し、血管が収縮するからです。

ところで、肌の老化を防ぐことができるのか。解決策はあります。**生活環境や食事、紫外線の防御によって改善は可能**なのです。当たり前のことを当たり前に実行することが大切というわけです。

ストレス解消ということでは、鏡を見ることも重要といわれますし、笑いが福を呼ぶ、というわけで、気心の知れた友達と美味しい食事をすることで、〝ほっこり〟することがよいのかも。

図A　皮膚が老化する仕組み

左側が加齢老化、右側が光老化。加齢老化は遺伝・環境・食事に依存した老化で、皮膚が薄くなる特徴がある。光老化は紫外線にさらされたためにはじまる老化でシワやシミの原因。皮膚も弾力性がなくなり厚くなる。

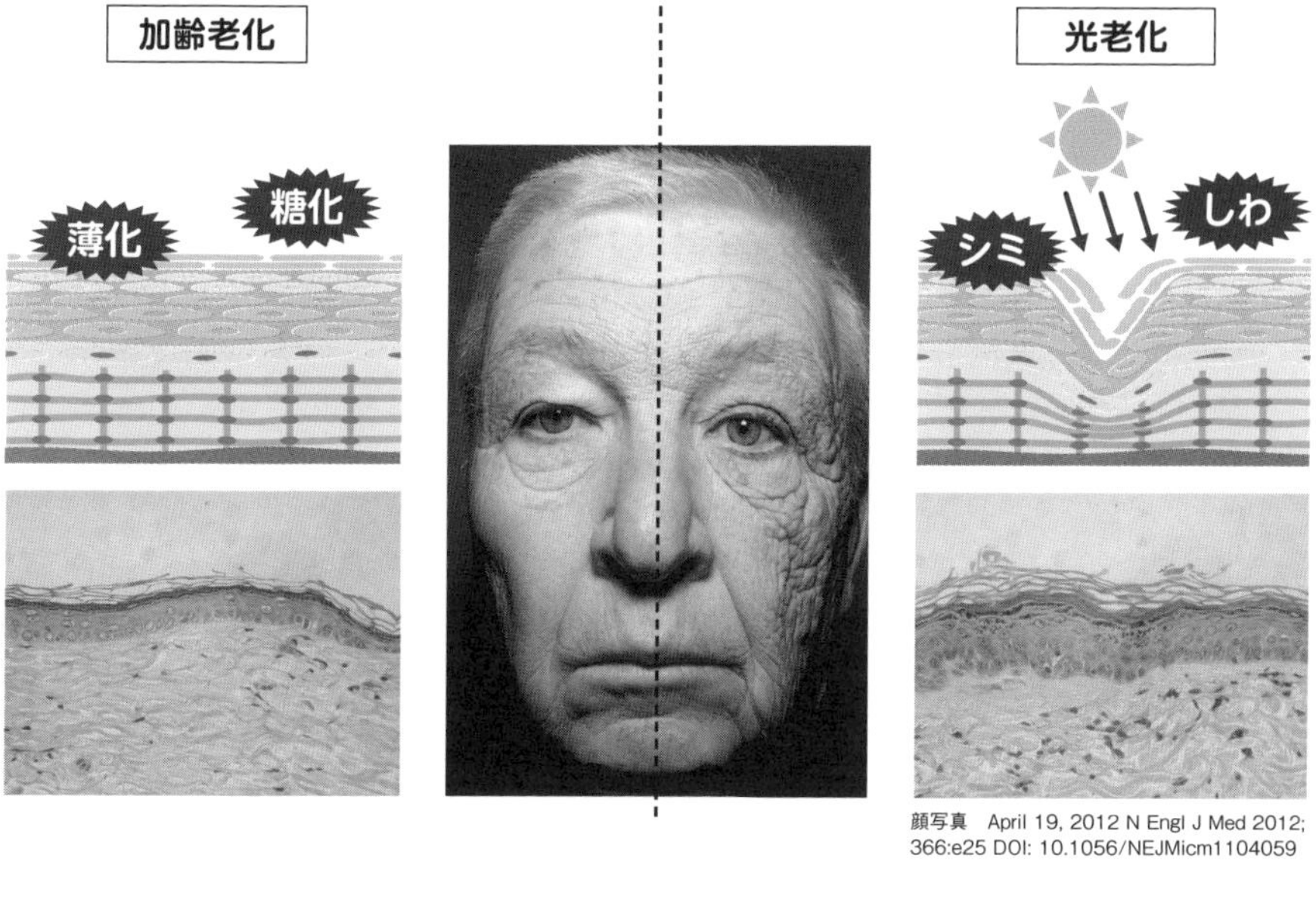

顔写真　April 19, 2012 N Engl J Med 2012; 366:e25 DOI: 10.1056/NEJMicm1104059

16 皮膚が乾燥するとかゆみや粉を吹くのはどうしてなの？

成人皮膚の面積は、畳1畳分、重さは3㎏、厚みは1～4㎜です。皮膚の面積が畳1畳分というのは理にかなっているんですね。寝返る分も担保してあるということですから。

皮膚は、生体でもっとも大きい臓器で、体を守る最前線です。ウイルスなどの感染を防ぐことや、知覚器として温度を感じたりします。慣らしてゆけば順応するので、熱い鍋を持っても耐えられ、暑い夏も我慢できるようになりますが、ただし、無理は禁物！

ところで、**乾燥肌とは、肌の水分や皮脂が不足して潤いが失われ、皮膚のバリア機能が低下する状態のこと。かゆみや粉を吹く**んですね（**図A**）。

老化した肌は、シワ、タルミやシミ以外に、薄くなるために弊害も生じます。**スキンテア**という聞きなれない症状が定義されているんですが、**皮膚裂傷の状態にあることを意味する**ものですね。**摩擦・ずれが原因で、乾燥肌でシワが多く薄い皮膚（ティッシュペーパー様皮膚）や紫斑（皮下出血）、浮腫（むくみ）のある人が罹りやすく**なります。

別途、かゆみを生じる症状に〝**乾癬**《かんせん》〟があります。これは炎症性角化症で、皮膚の真皮の「炎症」と表皮が厚くなり角層も厚くなる「角化症」が同時に起こる皮膚症状ですが、感染しません。完治はむずかしい病気ですが、治療法の発展で無症状にするのも可能となっているようです。

〝**褥瘡**《じょくそう》〟は、寝たきりで自分の体重で圧迫され、血流が悪くなって皮膚がただれたり、傷ができたりするものです。いわゆる「床ずれ」。長期間の寝たきりで、栄養状態が悪く、皮膚が弱っている場合に現れやすい症状ですね。いったん、褥瘡ができると改善が難しいので、体位変換が重要となります。褥瘡の改善には、マットレス・クッションの選択、体位変換、スキンケア、患者の教育、運動療法・物理療法を選択しなければなりません。

いずれにしろ、**皮膚の乾燥対策がもっとも重要**です。保湿剤を効果的に使う必要がありますが、といっても〝かゆみ〟の対応はむずかしい。かゆみは皮膚常在菌が原因の場合やアレルギー、冬場の乾燥時期に悪化しがちで、ついつい引っ搔いてしまって悪化することも多く、また、精神的な因子にも左右されるからです。

ともあれ、かゆみは皮膚の老化も原因となりがちなので、ケアが大事であり、保湿剤などを用いて積極的に対応する必要があります。皮膚科医の診察・治療を受けることも大切なケアの一環です。

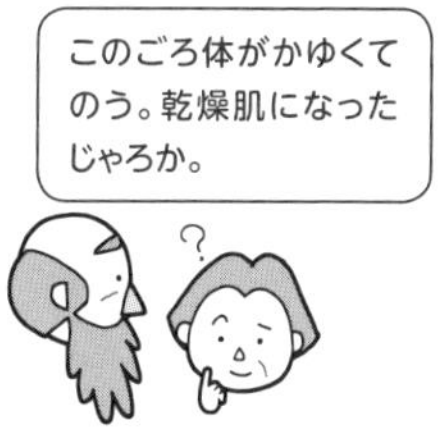

図A　健康な皮膚と乾燥肌の違い

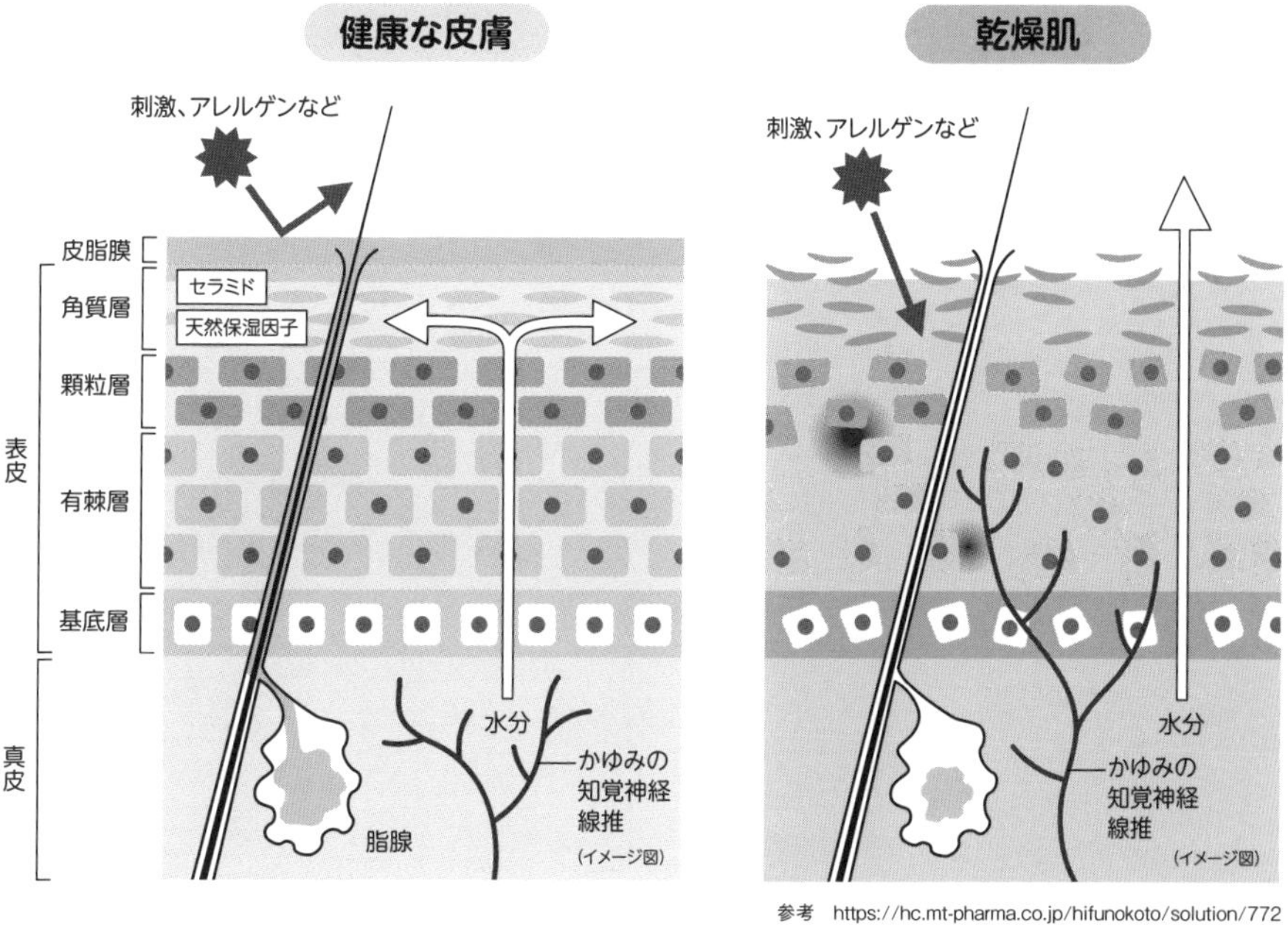

参考　https://hc.mt-pharma.co.jp/hifunokoto/solution/772

Column

各種のコラーゲンとその多様性

by **野村義宏**

研究されているコラーゲンはヒト由来のタンパク質で、28種類が存在しています。もっとも多いのが皮膚、骨、腱の構造を保持している〝Ⅰ型コラーゲン〟です。軟骨には〝Ⅱ型コラーゲン〟が存在し、血管が侵入しないという特徴があります。

皮膚の真皮と表皮の間には〝Ⅳ型コラーゲン〟が基底膜を形成しています。最近では、幼若者の皮膚に〝Ⅲ型コラーゲン〟が多いことから、「ベビーコラーゲン」と呼んでいる方もいるのですが、「若々しい皮膚のためには、ベビーコラーゲンが増えたほうがよい」ということではありません。型（タイプ）が異なれば機能が違うため、注意が必要なのです。加齢にともないⅠ型コラーゲンが主体のコラーゲン線維が発達します。それによって組織がしっかりとしていくわけです。なので「加齢したならⅢ型コラーゲンが増えることがよい」という考えには疑問符が付きますね。

加齢にともなうコラーゲンの変化は、コラーゲン線維同士が手を結んでしまうこと（架橋）です。架橋ができると分解しにくくなり、さらに切れにくくなるうえ、柔軟性を失います。骨のコラーゲンでは、一定の強度は高くなりますが、柔軟性がなくなって逆に折れやすくなります。コラーゲンは〝骨の免振構造〟に寄与しますから、年を取ってもコラーゲン量が多いほうがベターです。

産業利用されているコラーゲンの原料は、「ウシ皮・骨」「ブタ皮」「テラピアの皮・鱗」「タラなどの皮」「シャケの皮や軟骨」です。水産系コラーゲンの利用が増えていることから、「ナマズの皮」なども利用されはじめています。コラーゲンの基原により、物性や変性温度が異なるものの、抗原性が低いという特徴があります。実際、歯肉や皮膚への注入用に利用されている医療用コラーゲンは、牛皮由来のコラーゲンです。下等動物であるナマコのコラーゲンを用いた化粧品もあります。古くは、コラーゲンの変性物であるゼラチンとして、接着剤に利用されることが多く、固形墨にも利用されています。

馴染みがあるのは、お菓子の材料のゼリーですね。水溶けのよいゼリーも開発されています。冷凍パスタや丼ものの具材を固めるのにもゼラチンが使われているし、ウナギの蒲焼を美味しく見せるために、ゼラチンを混ぜた調味料で照りを付けることもある。電子レンジ調理食品が増えることで、固め剤としてのゼラチンの用途もあり、利用価値は広がっています。

皮、骨、鱗などを不要として廃棄するのは宝の持ち腐れで、これらはいろいろな形で利用できる。コラーゲンは自然に優しい素材なのです。

チャップリンの映画『黄金狂時代』（原題The Gold Rush・1925年）のワンシーン、猛吹雪の山小屋で飢えに苦しみ、履いていた靴を煮て食べる場面がありました。昔は、加工方法に化学薬品を使用していなかったので、煮て食べることも可能でした（不味いでしょうけれど）。現在、鞄や靴に利用される革は、子どもが間違ってかんだり、なめたりしても危険物質が溶出しない処理がされています。食べることはできないにしても安全基準は守られていますよ。

コラーゲンの多様性

- 研究されているのは、ヒト由来のコラーゲン
- 哺乳類の中でも多少の違い（物性・変性温度）がある
- 抗原性が低い（牛皮由来コラーゲンが医療用に利用可能）
- ナマコの化粧品がある
- 魚鱗も〝もみじ〟（鶏の足）もコラーゲン原料

利用可能なコラーゲン材料

ウシ
ブタ
ニワトリ

サメ
ウナギ
マグロ

ホヤ
ナマコ
クラゲ

17 耳が聞こえにくくなるのも老化のせいなの？

音は耳から聞こえています。ご承知のように耳の聞こえが悪くなることを「難聴」といいますね。果たして、それは老化のせいなのかどうか……。

耳は〝外耳〟（耳介から耳の穴、鼓膜まで）、〝中耳〟（鼓膜の奥の空洞）、〝内耳〟（聞こえやバランスを担当するセンサー）で構成されています（図A）。難聴は2つに分かれていて、**外耳や中耳に問題があった場合の難聴は「伝音難聴」、内耳かそれより奥（聴神経や脳）に問題があった場合の難聴は「感音難聴」**と呼ばれます。

では、老化によって難聴は起きるのか。答えは「起きる」です。そんな**老化で起こる加齢性（老人性）難聴は、感音難聴**なのです。

内耳には〝蝸牛《かぎゅう》〟という聞こえを担当する器官があります。かたつむりの殻のような形をしているために蝸牛というわけです。このかたつむりの殻の入り口側（太いほう）から奥のほう（細いほう）へ向かって、高い音から低い音を担当する毛の生えた**細胞（有毛細胞）**がピアノの鍵盤のように順番に並んでいます。**有毛細胞には、音の感知や増幅するなどの働きがある**のですが、**老化によって細胞の数が減ったり毛が抜けたりして、徐々に機能が低下**していきます。また、**内耳と脳をつなぐ神経や脳の働きに変化が起こることも、加齢性難聴に関連**します（図B）。

加齢性難聴は、主に高い音から進んでいくために、日本語では**最初に「か行」「さ行」「は行」などの音から聞こえづらくなり**ます。その反面、母音である**「あいうえお」は低い音なので、比較的聞こえやすいまま**なのです。

難聴が進むと、さまざまな要因により「音は聞こえるんだけれど、何をいっているかわからない」

図A 耳の構造と聞こえの老化

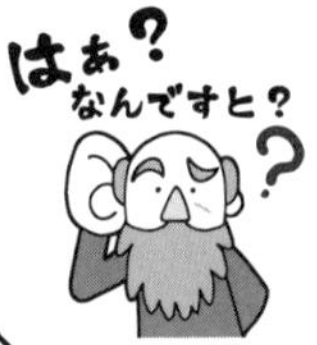

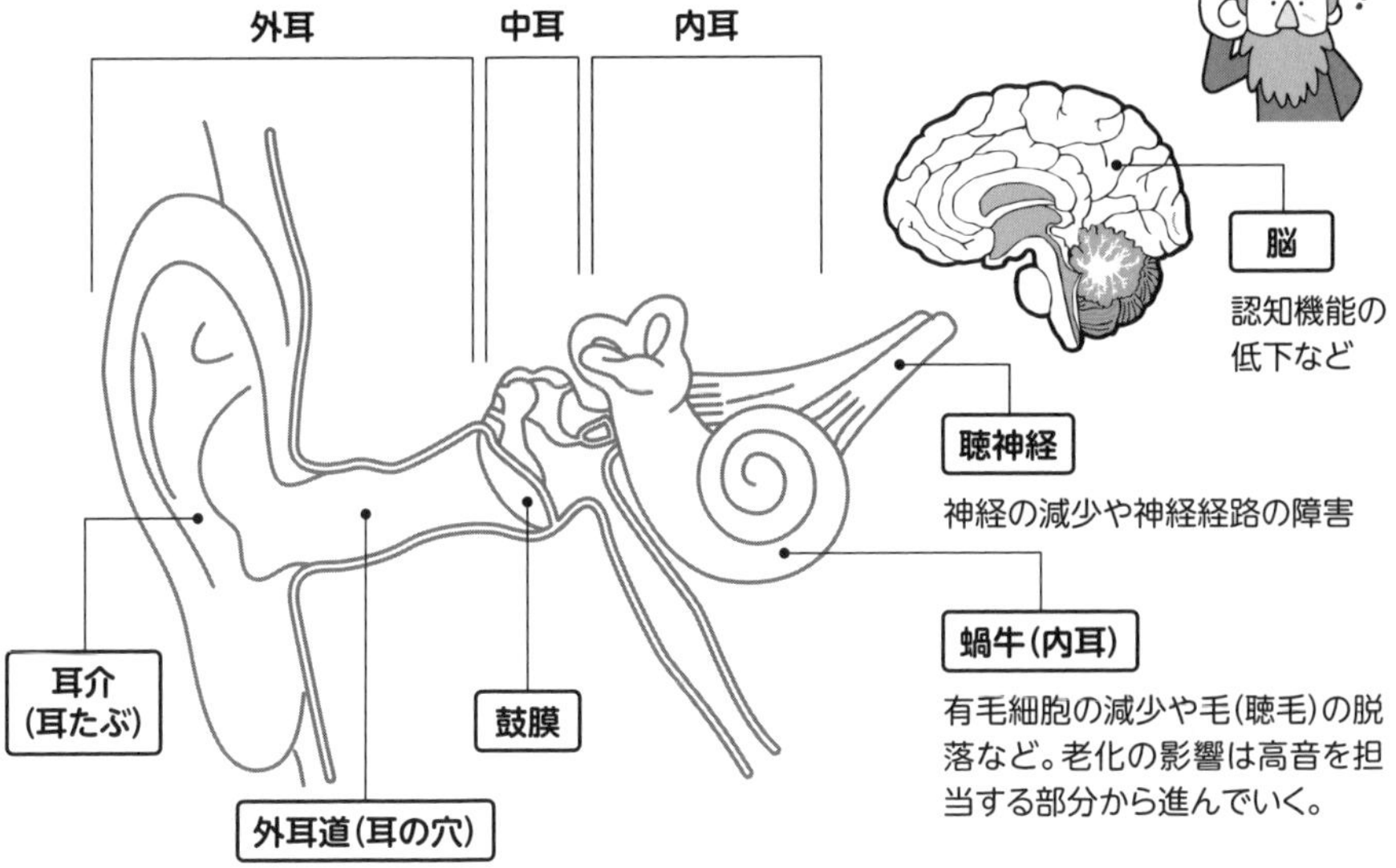

という問題も起こります。

加齢性難聴は、軽いものも含めると、65歳以上の約3割、75歳以上の約半分、85歳以上の約8割に起こっています。「より高齢であること」「騒音」「男性」「喫煙」「糖尿病」や「動脈硬化」などにより加齢性難聴が起こりやすくなります。

今のところ、「不老不死を実現した人はいない」ですね。そうすると、程度や進み具合に個人差があっても、残念ながら**加齢性難聴はほとんどの人に起こり**ます。

難聴が進んでくると、周りの人とのコミュニケーションがむずかしくなりがちです。そうすると、人とあまり会話しなくなってしまい、孤独を

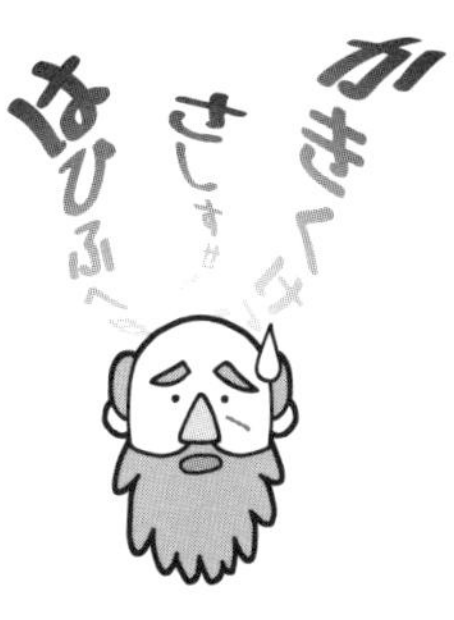

かこつ方が増えたり、落ち込んだりする。また、人との会話がなく、孤独になると、最近では認知症になりやすいともいわれています。そのうえ、たとえば車の音がよく聞こえなければ、事故の恐れもあるわけです。

加齢性難聴は、家族や友人など周りの人が気づいていたにしろ、本人はあまり自覚していなかったり、自覚することを拒む方もおられます。自分自身の老化現象を認めるのは、尊厳にもかかわるためになかなかむずかしいかもしれません。

加齢性難聴に対しては、**幸い補聴器などである程度対応できるので、利用したほうが「生活の質（QOL）」を保つことになる**でしょう。また、歳を重ねたための加齢性難聴ではなく、もしかすると難聴を引き起こす病気が隠れていたのかもしれません。難聴を自覚したのなら、とにかく「歳だから仕方がない」とあきらめずに、人とのよりよいコミュニケーションを取るためにも、認知症を防ぐためにも、おっくうがらずに耳鼻咽喉科で相談してみてはいかがでしょうか。

図B　難聴での影響は多岐にわたる

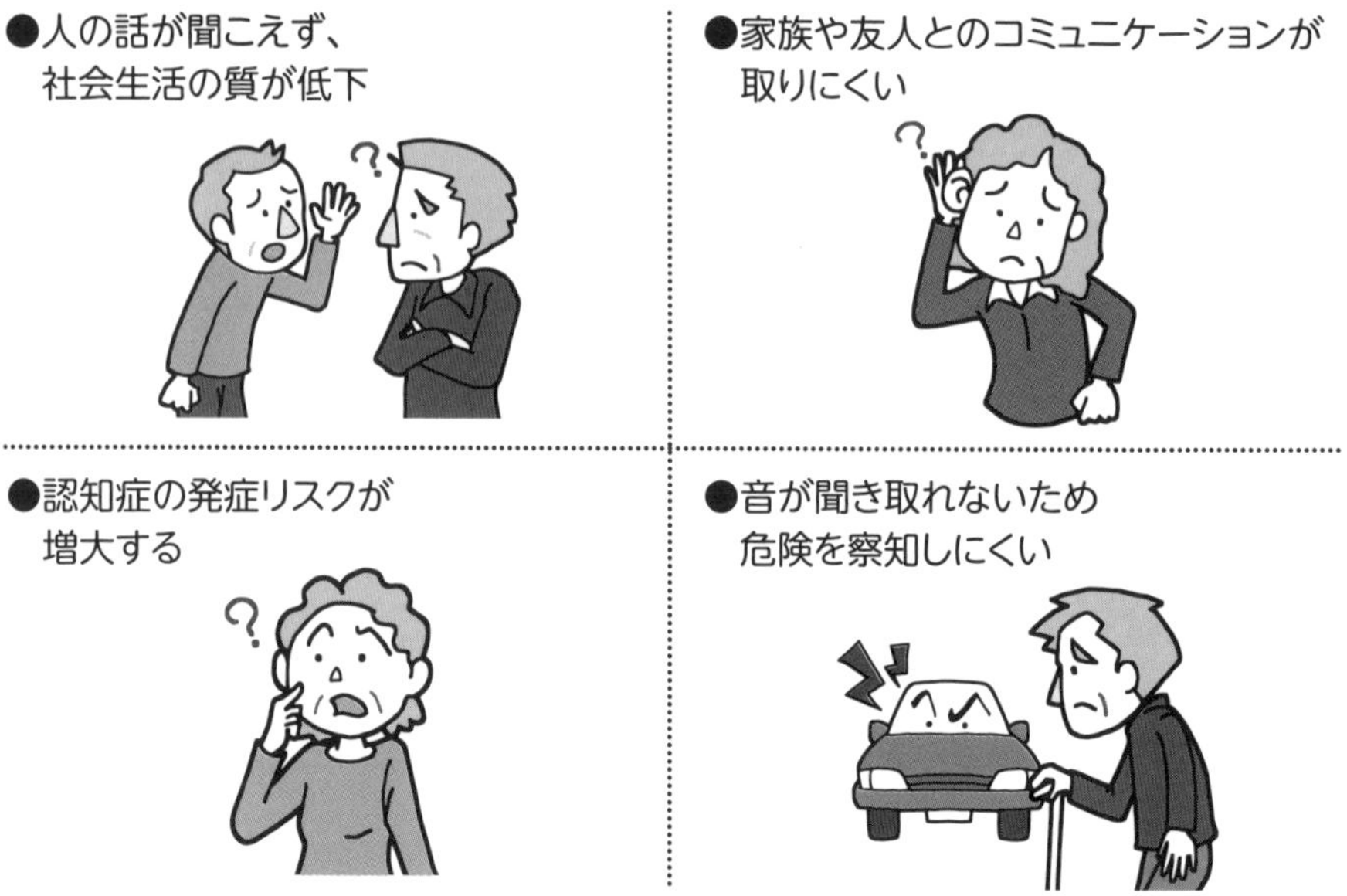

18 老化で薄毛になったりハゲるのは遺伝のせいなの？

古代ローマ帝国の政治家で哲学者のセネカ（紀元前4年〜65年）は「そんなに自分がハゲているとは思わない。ただ、私は髪の毛より背が高いだけだ」とウィットに富む物言いで笑いを誘い、現代では、孫正義さんが「髪の毛が後退しているのではない。私が前進しているのだ」といかにも攻めの経営者然とした表現をしたらしい。ともあれ、ハゲに対する言い訳？は、なんとなく哀感が漂ってきます。

その男性型脱毛症（Androgenetic Alopecia,AGA）は、思春期以降に額や頭頂部から髪が薄くなる症状のこと。年齢により、**〝若年性脱毛症〟**（10代後半〜20代前半）、**〝壮年性脱毛症〟**（30〜50代）、**〝老人性脱毛症〟**（60代以降）に分けられます。

ＡＧＡは、男性ホルモン（テストステロン）からつくられるジヒドロテストステロン（Dihydrotestosterone,DHT）が毛周期を乱すことで、髪が太く成長する前に脱落してしまう状態です。**テストステロンに5αリダクターゼが作用し、ＤＨＴが合成され、これが毛乳頭細胞の受容体に結合することで形質転換増殖因子（Transforming growth factor,TGF）-βが増加。その結果、毛周期の退行シグナルである線維芽細胞増殖因子（Fibroblast Growth Factor,FGF）-5を産生して脱毛を進行させる**わけです。

つまり、生えてくる毛髪の本数よりも、抜け落ちてしまう本数が増えてゆく。相対的に薄毛⇩ハゲが目立ってくるんですね。

原因は、男性ホルモンの量に依存するわけではなく、ＤＨＴを合成する5αリダクターゼという酵素の活性化や毛根に存在するＤＨＴ受容体の影響によるものと考えられています。

図A　AGAの進行パターン

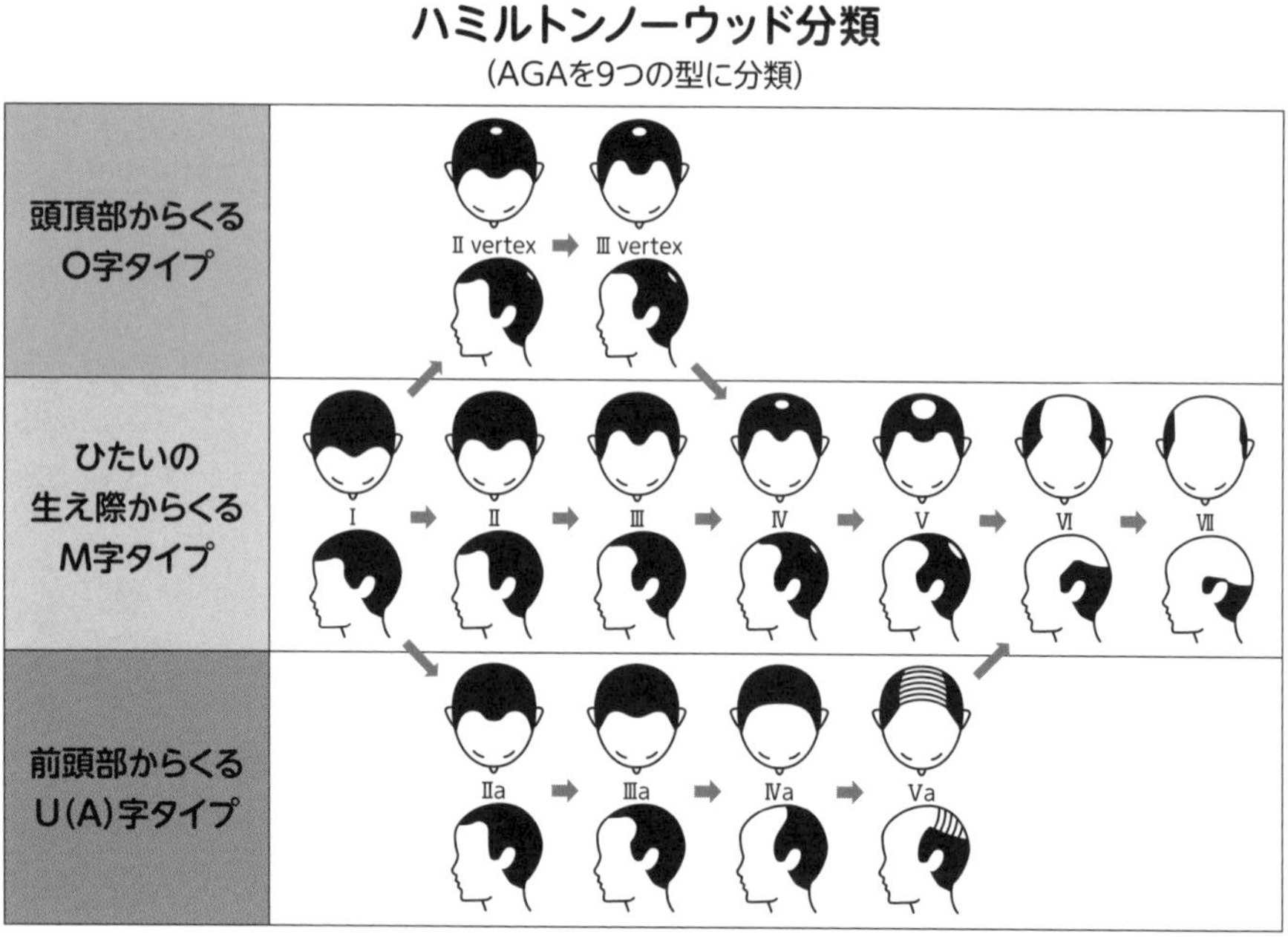

図B　毛が薄くなる仕組み

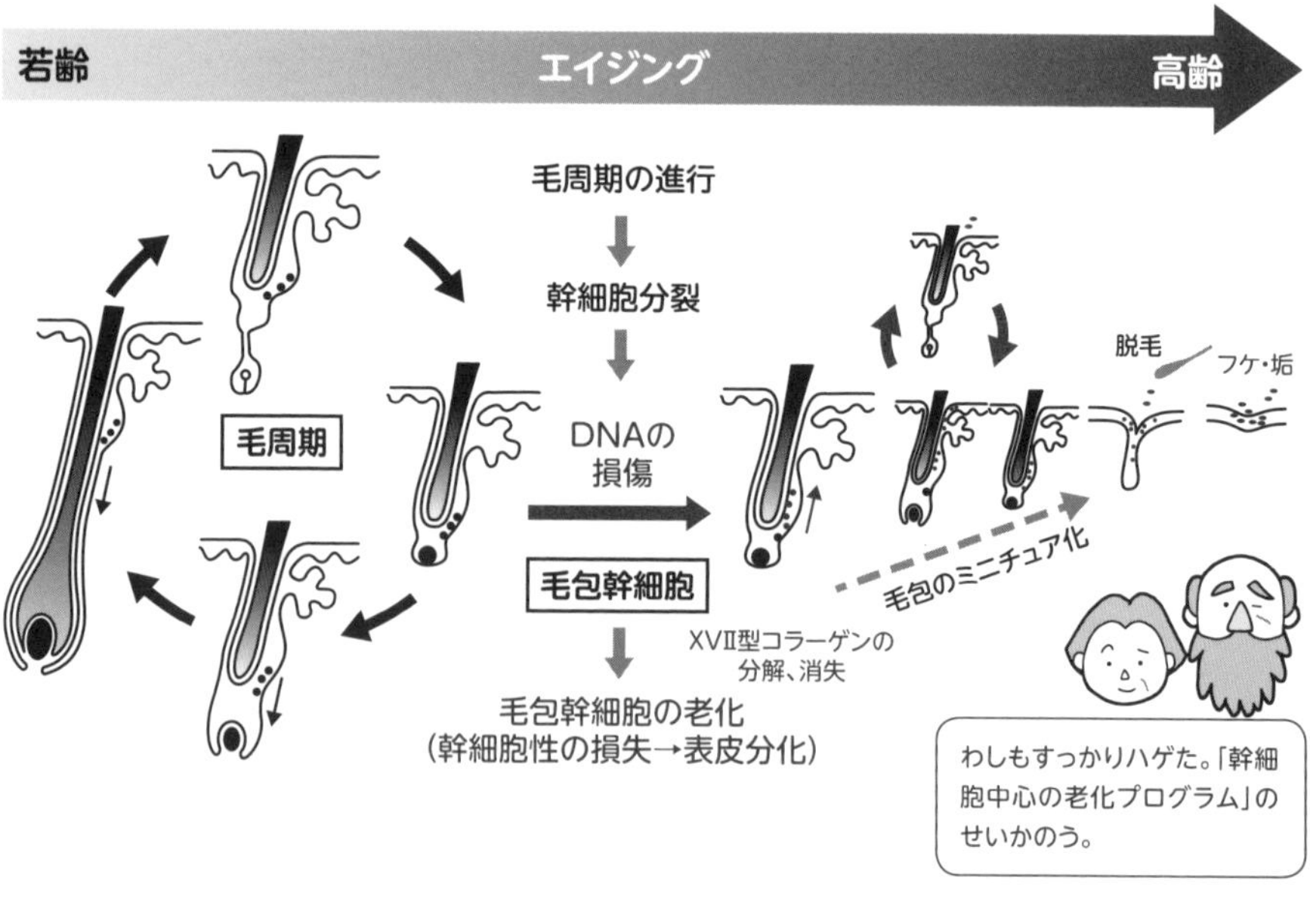

ＡＧＡの進行パターンは、前ページのノーウッド・ハミルトン分類を参考にしてもらえればわかるように、**M字型・O字型・U字型**があります（**図A**）。いわゆる、ハゲ方ですが、進行パターンは9つで、それぞれのパターンに対応した処置での薄毛&ハゲ対策が望まれています。

「親がハゲだと子もハゲる？」と心配する方がいますね。残念ながら、ズバリ遺伝します。

ＡＧＡにおける薄毛の原因になる毛根の受容体の結合する強さは、母方の家系に**ハゲの先祖がいると遺伝因子を持つ**ことになり、父がハゲあるいは先祖にハゲの方がいる場合も薄毛になる可能性があります。これは、**ＤＨＴを合成する際に働く酵素5αリダクターゼの活性が遺伝する**からなのです。

遺伝因子がなくても、〝生活習慣が乱れている〟〝睡眠時間が極端に短い〟〝食事の栄養バランスが悪い〟〝飲酒量が多い〟〝喫煙者〟などの悪しき環境要因があれば、毛周期が乱れがちになり、薄毛になる可能性は高まります。また、**過度のストレスも薄毛の原因**ですね。

女性の薄毛の原因は、環境因子や更年期、ホルモンバランスの乱れ、病気によるものがあります。加齢にともなう薄毛は、壮年性脱毛と呼ばれて更年期に発症しやすくなります。閉経後、女性ホルモンが減少するとともに頭髪も薄くなるということですね。

毛が薄くなる仕組みも少しずつわかってきました。まず、毛包幹細胞が分化し、角化細胞となり、フケ・垢《あか》として剥がれ落ちます。老化に伴い毛包幹細胞の遺伝子が損傷を受け、毛周期の進行が遅くなり、しだいに毛包が小さくなってゆく。その結果、薄毛になるという仕組みです（**図B**）。毛周期にも幹細胞を中心とした老化プログラムが存在するということです。

また、脱毛の原因となるのは先述したＤＨＴホルモンの影響ですが、抑制効果にＡＧＡ治療薬があります。ＡＧＡ治療薬は医師の処方箋が必要な飲み薬です。薄毛にお悩みであれば皮膚科の先生に相談されるといいでしょう。

19

白《しら》髪《が》になるのは遺伝と老化、どっちが原因なの？

古代ローマ時代の平均寿命は26歳といわれています。20～25歳ほどという説もありますが、いずれにしろ短命です。乳幼児の段階で死ぬことが多かったために平均余命が短くなったわけですね。その古代ローマ時代のミイラの頭髪を調べると、茶褐色。これは毛髪中のメラニンが酸化したからです。

ところで、野生動物の多くは短命なので白毛交じりになりません。ただし、たまに老齢犬が白髪交じりになっているのを見かけます。そう考えると、ヒトの白髪も寿命が延びたためなのか、と考えたくなります。ホントにそうなんでしょうか。

毛髪は、メラニン色素と大いに関係しています。**メラニンが多く、色素が全体に分散していると黒髪になり、メラニンが少なく、色素が全体に分散しているとブロンドになり、メラニン色素をほとんど含まなければ白髪に**なります（図A）。

白髪は、色素幹細胞がなくなって色素細胞に分化できなくなり、毛包の根元にメラニンを供給できなくなることが原因です。**老化にともない色素幹細胞の遺伝子が損傷し、幹細胞が消失する。これが白髪の原因（図B）**なので、やはり老化が関係しているわけです（参考：https://skip.stemcellinformatics.org/archive/voice/08/）。

でも、歳を取っても黒々とした髪の老人がいます。それはどういうことか。やはり、白髪もハゲと同じで遺伝するのかもしれません。

毛髪に関しての調査報告があります。南米5か国（ブラジル、コロンビア、チリ、メキシコ、ペルー）で6630人の遺伝子解析を行なったものです。**対象者の頭髪、眉、髭の形質の特徴と相関**

を調査した結果、白髪にかかわるＩＲＦ４という遺伝子を発見したと報告されました（Nature communications, 2016)。

また、その論文では、**「巻き毛は、人類が初期に進化した高温の赤道直下地帯では、特に脳を常に冷却する助けになると考えられる」**との説明があり、**「直毛については、人類が北や南に移動し、より寒冷な気候に適応したことに由来するのかもしれない」**と考察しています。

こうした調査報告から推断すると、**白髪は老化が大きな要因となるが、加えて毛質を含めて遺伝する。**これは確かなようです。

図A
メラニン色素と毛髪の色

黒髪

メラニン色素が多い。

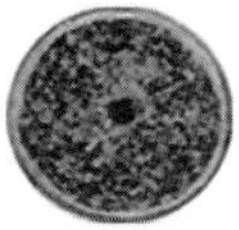

ブロンド

メラニン色素が少ない。

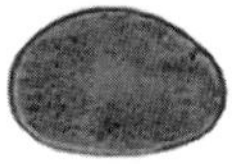

白髪

メラニン色素をほとんど含んでいない。

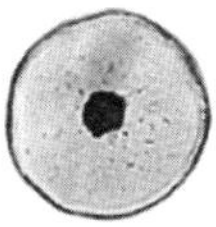

- 色素幹細胞が分化し、色素細胞になり、毛包にメラニンを供給する。
- 老化すると色素幹細胞が無くなり、色素細胞を毛包の根元に供給できなくなり、白髪になる。

参考　https://www.kao.co.jp/blaune/point/01/

図B　白髪になる仕組み

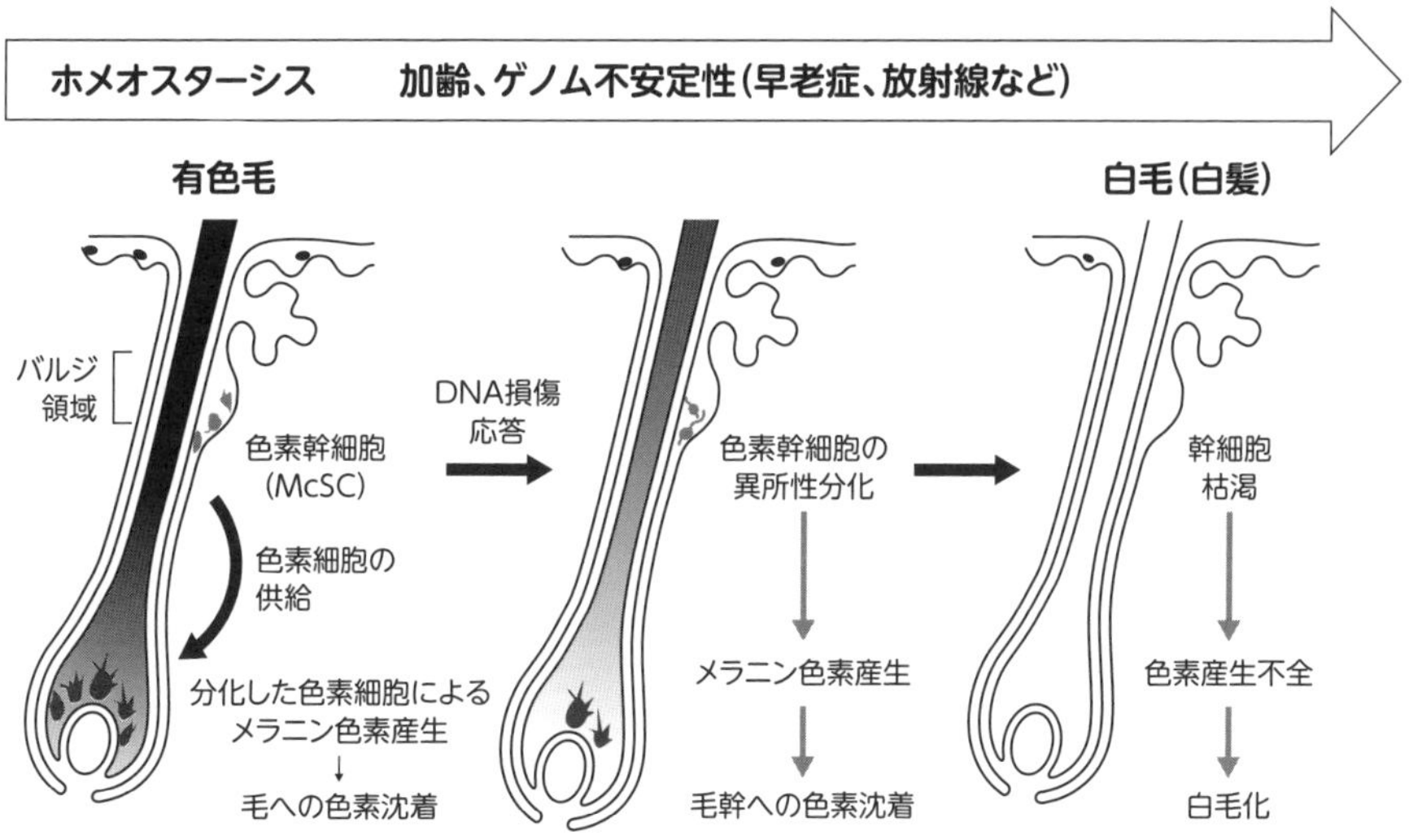

参考　https://skip.stemcellinformatics.org/archive/voice/08/

20

おしっこが出にくくなるのは前《ぜん》立《りつ》腺《せん》肥《ひ》大《だい》のせいなの？

膀胱は貯水槽、尿道は排水管といったらビックリしますか。**おしっこは腎臓でつくられ、尿管を流れて膀胱に溜まり、尿道を通って体外に排泄**されるからです。まさに貯水槽と排水管。

日本人の場合、**おしっこは膀胱に最大400cc くらい溜められる**ようですが、ただし、**200cc ほど溜まると尿意を感じ**ます。また、**尿道は女性で約4㎝、男性で約20㎝**です**（図A）**。

おしっこを溜めて出しているのは、実際には膀胱ですが、**おしっこの勢いは、膀胱の収縮弛緩（伸び縮み）と尿道の通過性（広がり）に支配**されます**（図B）**。「おしっこが出にくくなった」との症状が出れば、これら2つの要素のいずれか、もしくは両方に原因があるわけです。

加齢にともない筋肉の袋である膀胱にも老化が起こってきます。固くなって伸縮が悪化すると、1回に溜められる量が減ります。**膀胱はゴム袋みたいなもの**です。ゴム袋の弾力がなくなったり、そこそこおしっこが溜まらないと排尿に勢いが出ません。膀胱の筋肉が薄くなって押し出す力が落ちても、おしっこは出にくくなります。糖尿病や神経の病気からこうした変化が生じたりしますが、おしっこを我慢しすぎる癖のある人にも、同様な症状が見られます。

ところで、**男性の場合、さらに弱点があります。膀胱のすぐ下に前立腺という精液の一部を産生している臓器があります**。尿道はこの中を貫通しています。正確な原因は不明ですが、**前立腺は、50歳を超えるころから膨らんで肥大という状態になっていく**んですね**（図C）**。そして**前立腺の肥大の圧迫で尿道が狭くなると、膀胱の出口も開きにくくなる**。そこで**おしっこの勢いも悪くなって**

図A　男性と女性の膀胱と尿道

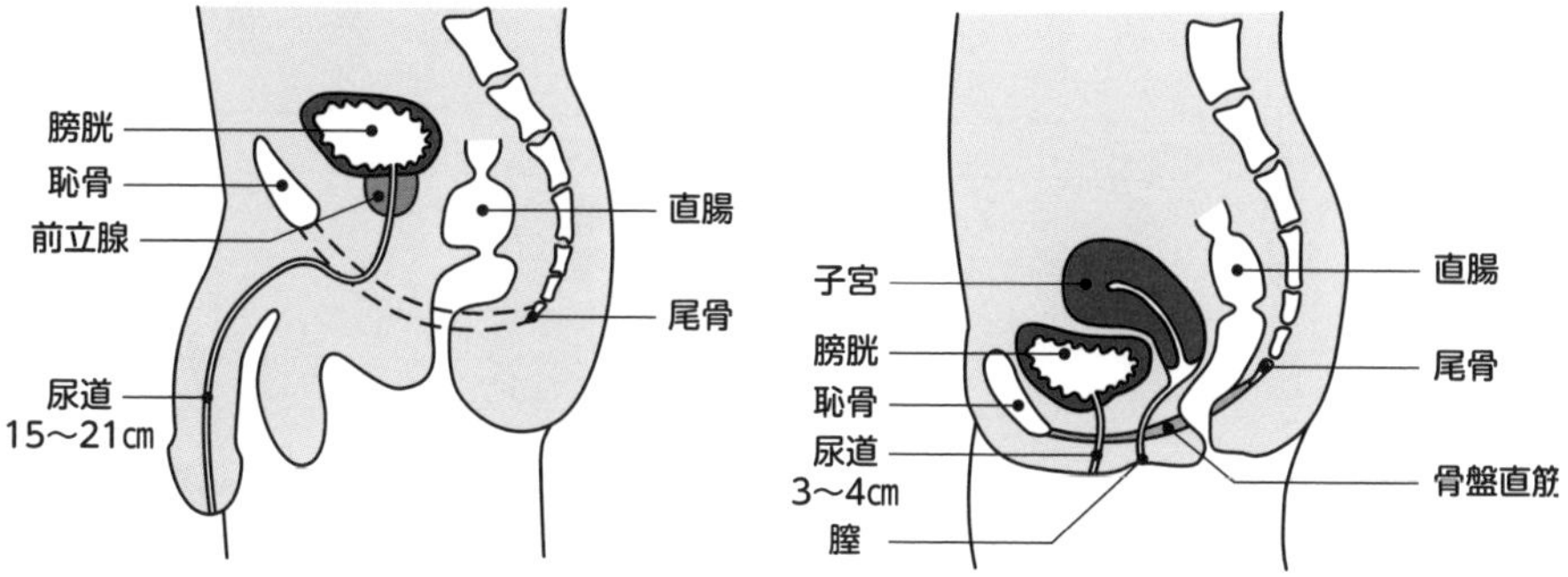

膀胱と尿道（男性）　　膀胱と尿道（女性）

図B　おしっこの出る仕組み

参考:全国保険協会HP

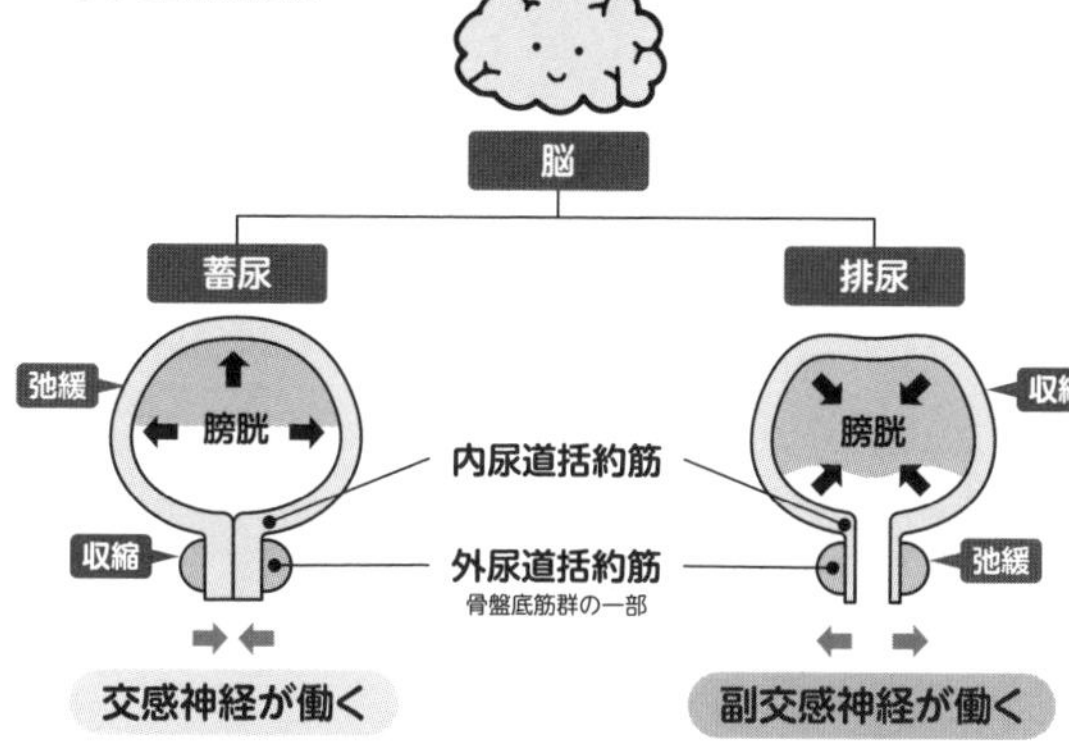

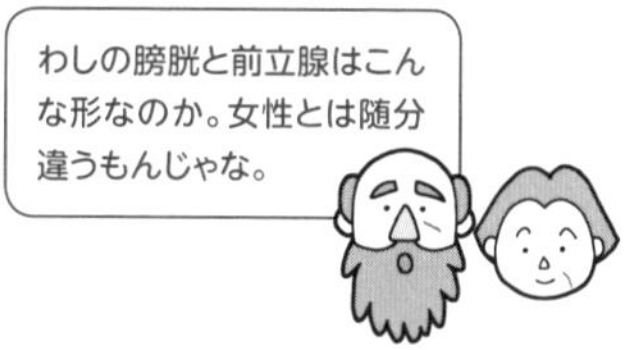

いく、というわけです。また、肥大が大したことはなくても、前立腺全体が固くなっていれば、やっぱり尿道の開きが悪くなる。だから、おしっこの勢いも悪くなるというわけです。

男性の場合、歳を取るとこんなハードルに出合う可能性が高い。自覚症状があれば恥ずかしがらずに泌尿器科の扉を開けましょう。

図C　正常前立腺と肥大した前立腺

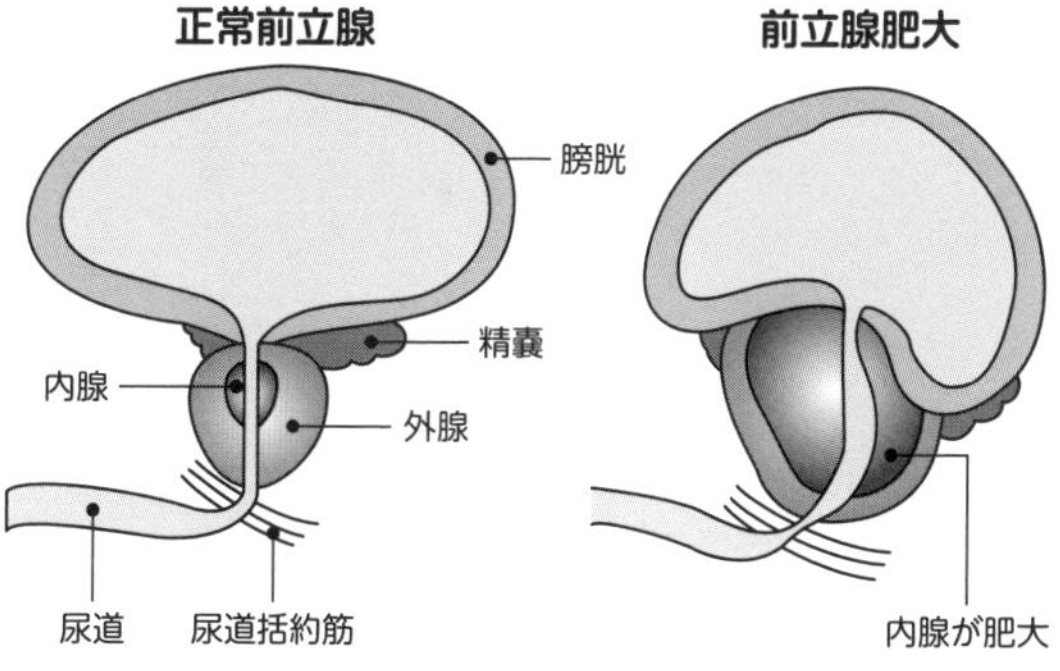

21

失《しっ》禁《きん》（尿漏れ）って膀胱が過活動するから起きるの？

失禁は、生活の質（QOL）を大きく下げる原因の1つですが、いくつかの種類に分けられます。**「我慢ができず間に合わない（切迫性）」「重いものを持ったり咳をしたとき（腹圧性）」**（図A）**「膀胱に大量の尿が溜まって溢れている（溢流《いつりゅう》性）」**などで、**膀胱の過活動によって起きるのは主として〝切迫性の失禁〟**です。

過活動膀胱とは、おしっこが大して溜まっていなくても、突然強い尿意が起こり（尿意切迫）、本人の意思とは関係なく尿を出そうとする反射的な症状に、通常の頻尿《ひんにょう》をともなう症状のこと。このため失禁がよく見られますが、失禁は必ずしも必須の条件ではありません。

頻尿には正式な定義はありませんが、**1日の排尿回数8回以上が目安**となっています。また、夜間1回以上おしっこに起きれば**夜間頻尿**とされていますが、高齢になると1回くらいは起きることが多いため、睡眠に支障がなければ2回以上が問題とされます。

過活動膀胱の原因としては、

- **脳神経の病気によるもの**
- **脊髄神経の異常によるもの**
- **前立腺肥大症（男性）**
- **骨盤底の筋肉や靭帯の衰え（女性）**

つまり、老化が原因の1つですが、このほかに原因のはっきりしない特発性のものも多く見られます。

過活動膀胱は、膀胱から脳に送られる〝おしっこが溜まった〟というサインと、脳が発する〝おしっこを出してよい〟という指令のバランスがくずれた状態になっているといえます。ですが、**尿意の切迫感が生じるきっかけは個人によっていろ**

いろで、「手を洗う」「歯を磨く」「水の流れる音」などが代表的なきっかけです。

治療の第一歩は、膀胱に尿を溜める訓練や骨盤の底の筋肉を鍛える体操ですが**（図B・図C）**、これに合わせて薬による治療が検討されるのです。

図A 腹圧性と切迫性の尿失禁

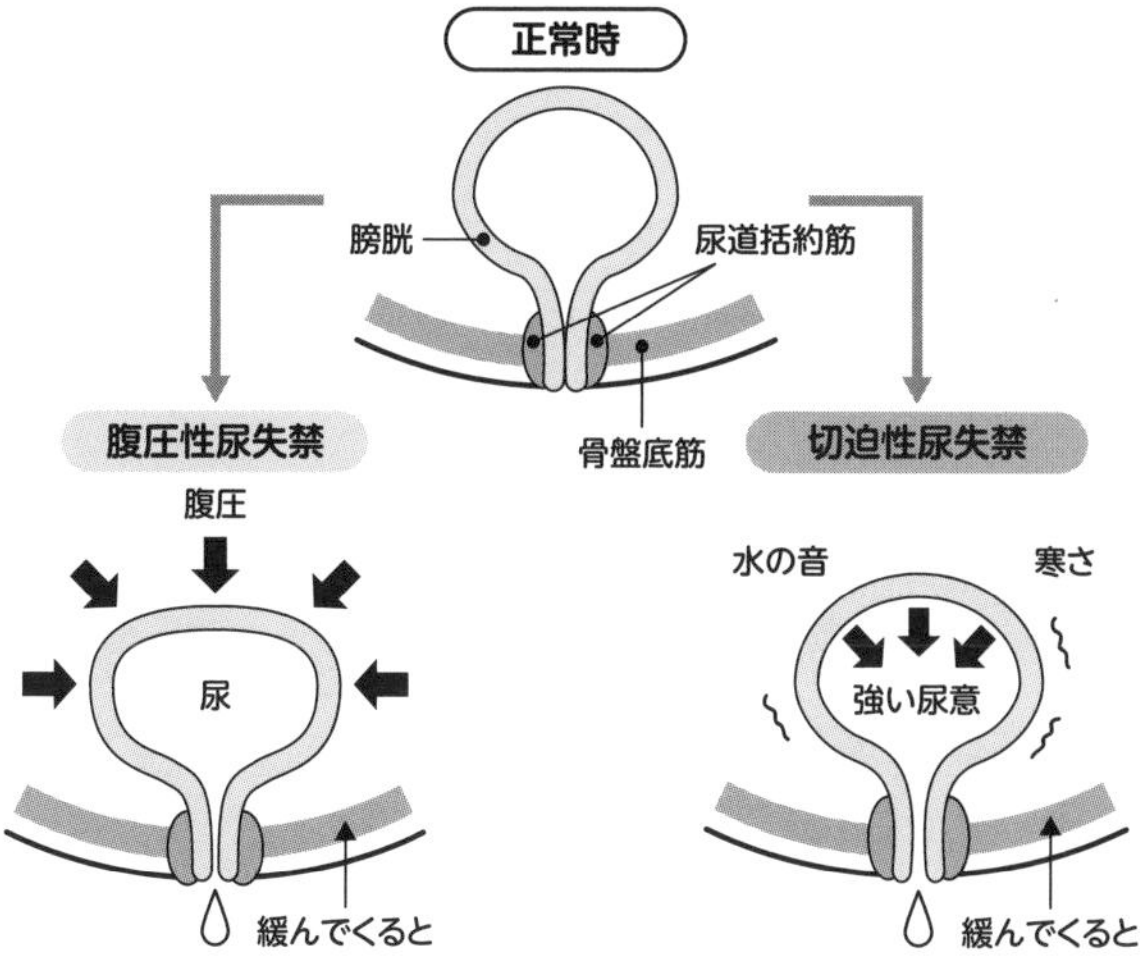

くしゃみや咳をする、急に走る、重い荷物を持ち上げるなど、腹圧がかかるとつい漏らす。女性に多い。

突発的な尿意切迫感のためトイレに行くまでに漏らす。膀胱の筋肉の過活動（排尿筋過活動）が原因。

図B 膀胱訓練

膀胱に尿を十分に溜められるようにするため、おしっこをできるだけ我慢して排尿感覚を伸ばす。

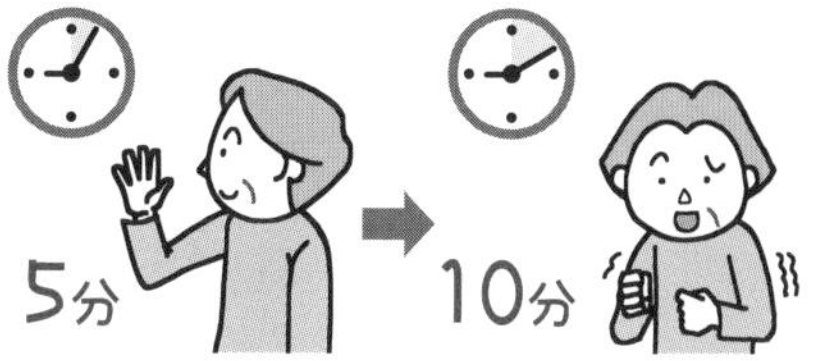

図C 骨盤底筋体操

膣や肛門を何度も締めたり緩めたりして尿道の閉める力を強化する運動。女性に多い腹圧性尿失禁の治療に用いられる骨盤底筋体操だが、過活動膀胱による切迫性尿失禁にも有効。

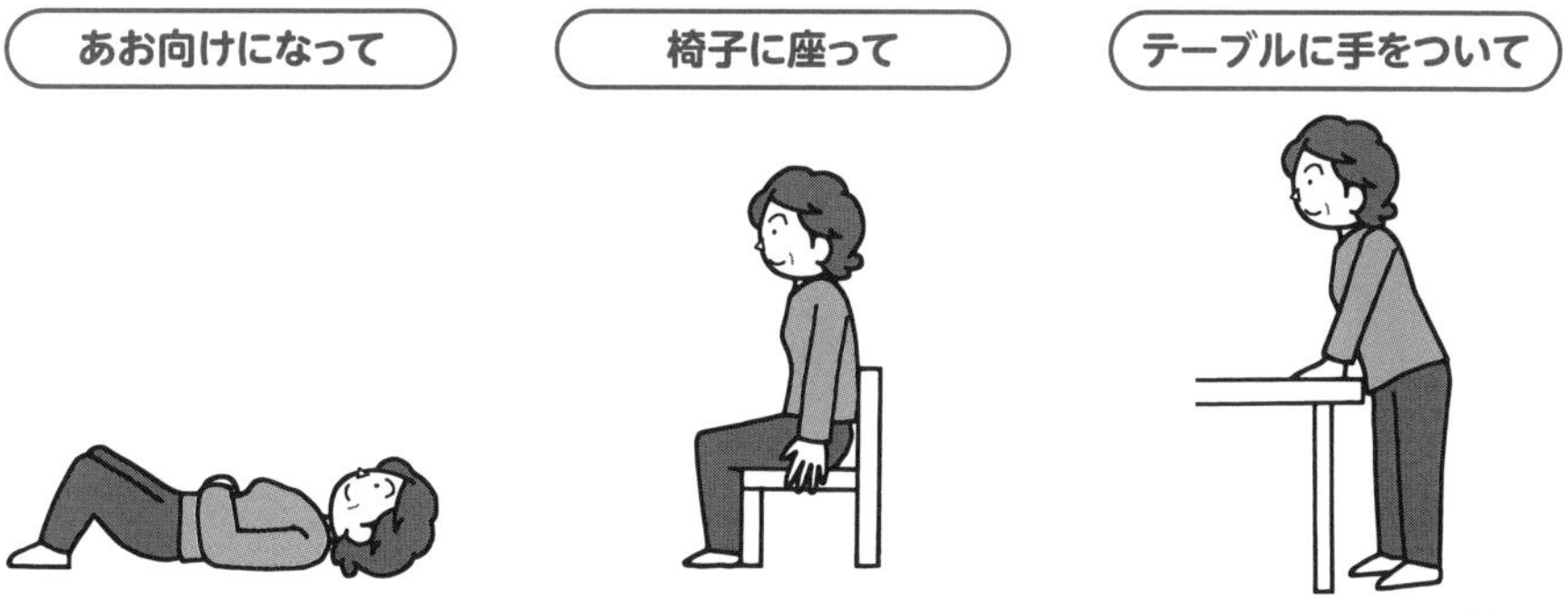

参考 全国保険協会HP

22 老化すると大脳が萎縮《いしゅく》するってホントなの？

本項のテーマは〝脳の萎縮〟（脳が縮んでくる、小さくなる）ということなので、神経細胞の老化の観点から概説してみましょう。

脳は身体の一部です。健康な体でも起きる生理的な老化と同じように**脳も加齢とともに自然に老化**します。脳の老化は主に神経細胞と血管で起きてきます。そこで、まず理解しておいてほしいのは、「**脳の萎縮とは、神経細胞の数がどんどん減ってくる、その結果として起きてくる**」ということです。

さて、私たち**ホモ・サピエンスの脳は成人で１３００g程度の前後ですが、この中に１４０億個もの神経細胞がある**といわれています。20歳ごろに脳の重量は最高になって、その後に少しずつ老化がはじまり、**毎日約10万個もの神経細胞の数が減っている**と考えられています。そのため、**90歳ごろには健常者でも若者に比べて脳の重さは5～10％程度軽く**なります（**図A**）。では、脳萎縮はどの部位に目立ってくるのでしょうか。通常（生理的な老化）であれば、**図B**のように**前頭葉背側《ぜんとうようはいそく》部《ぶ》**や**側頭葉内側部《そくとうようないそくぶ》**になります。

前頭葉は脳全体の司令塔役とともに、意欲を生み出し、感情をコントロールするなど、人間にとってもっとも重要な部位です。また、**側頭葉は記憶や言語を担う部位**です。

一方、**通常の老化では、読み書き計算、空間認識を担う頭頂葉《とうちょうよう》や視覚などを司る後頭葉《こうとうよう》の萎縮は目立ちません。**

さて、このような老化にともなう大脳萎縮により、人間にはどのような影響が見られるのでしょうか？

その**影響は、老人によく見られる「意欲が落ち」**

「考えることが煩わしくなり」「動くことが面倒と感じるようになり」「喜怒哀楽が前よりはっきりするようになり」「性格が変わったように周りが感じるようになり」「記憶や計算などが苦手になったり」します。といっても、この程度では生活全般に支障をきたすことはなく、自立した生活を送ることが可能です。

ただし、**物忘れが日常の生活に影響が出るようになる場合は、通常の老化ではなく何らかの病気がはじまっている可能性**もあります。要注意です。なぜなら、**生理的な老化による脳萎縮ではないケースが実に多い**のです！

実際、**頭部CTやMRI検査で脳萎縮を精査すれば、アルツハイマー病やパーキンソン病などの神経細胞の病気、脳梗塞《のうこうそく》など血管の障害、アルコールや覚醒剤などの乱用など、老化以外で脳萎縮を呈してくる原因が判明しがち**です。

ですので、両親やパートナーの行動が何かふだんと違うぞ、と感じたら単なる老化のせいと考えず、すぐにでも医療機関を受診してください。

図A　若者の脳と老人の脳の違い

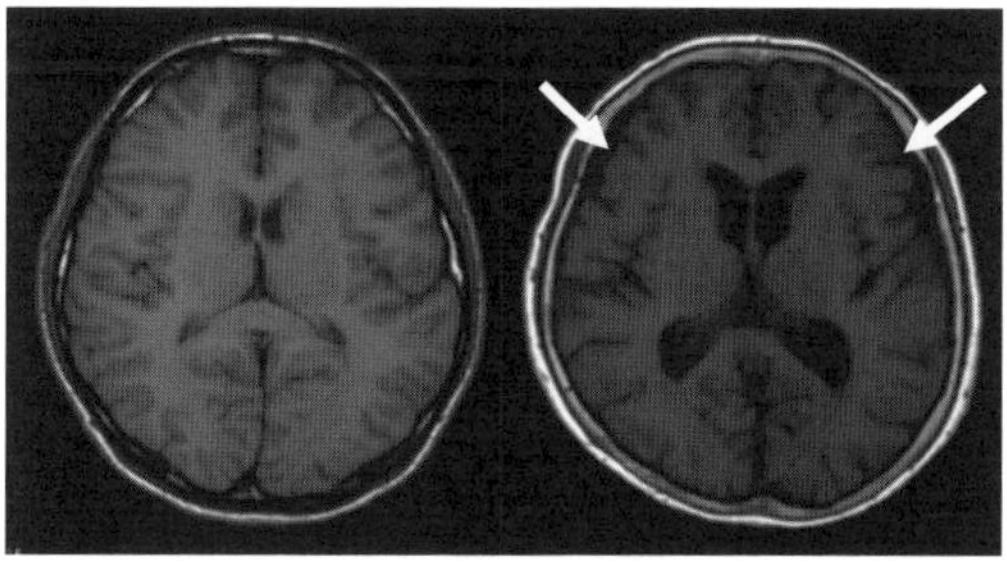

20歳（左）と87歳（右）の頭部MRI像

加齢とともに、前頭葉の萎縮（矢印）が目立つようになり、それにともなって中心にある脳室も拡大してくる。

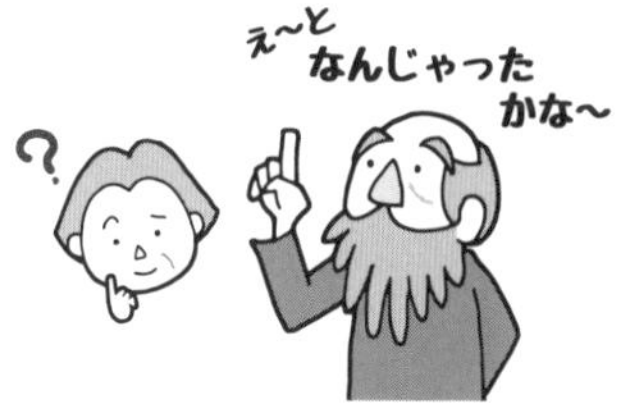

図B
ヒトの脳の構造

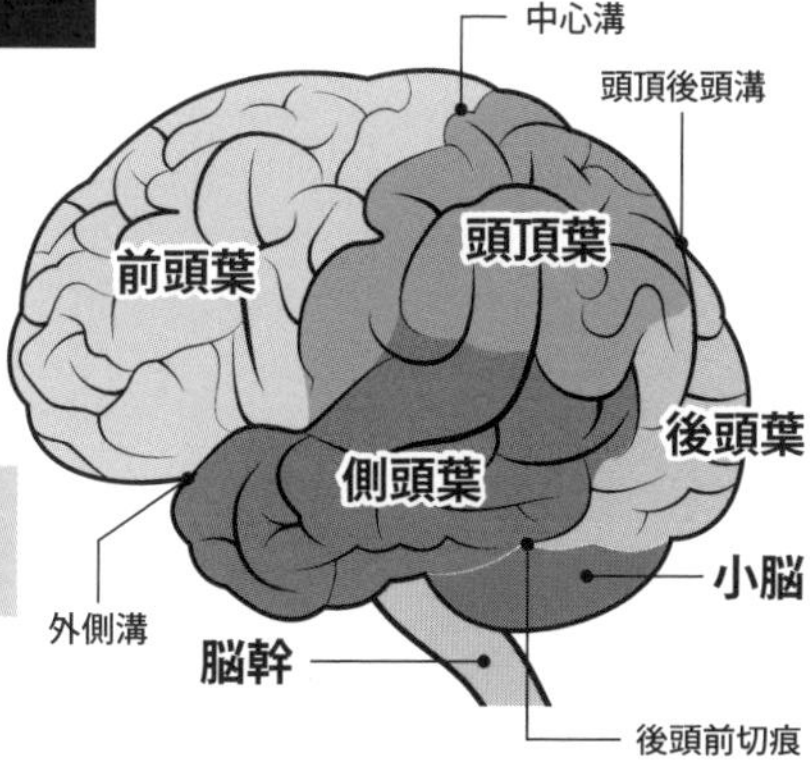

Column

顔や体が老ければ前立腺も老ける

by **編集部**

「顔が老ける」。これはもう生きている限り防ぎ用のない摂理でしょう。「アンチエイジング」という言葉が、医学的な「予防医学」の意味から逸れて、情緒的に「若返り」と同義語的な使われ方をしているように思われます。だいたい言葉は一人歩きします。それも自分に都合よく変わっていく。といっても、現実として年齢は元に戻りません。遺伝的な要素や生活環境の改善などで若々しさを保つことができるかもしれませんが、「抗老化」にしても限度がある。そこで今では、「サクセスフル・エイジング」といって高齢者がいつまでも元気で健康を保って生きていくための、いわば標語ができているようです。

さて、老けるのが自然の摂理であるならば、さまざまな臓器もその摂理からは逃れられないでしょう。その1つが「前立腺」（80ページ）です。この器官が老けたときの悲しさを、名優森繁久彌さん（1913〜2009年）が、60歳ごろに洒脱な文章で書いています。

「宴席たけなわで気がせくまま、小用を足し座敷へ戻ろうとすると、何となくズボンの中がぬれている感じ。ハテ！　あわてて【大】の方へ逆もどりし再びズボンをぬいでみると、はたせるかなパンツもズボンもビチョビチョ。

昔は放尿終了の感覚が間違いなくあったのだが—下腹をヒックヒックとひっこめると残尿がちゃんと飛び出し、カラッポのすがすがしさが身ぶるいと一緒にあった。

近ごろは出っぱった腹が邪魔して、かつての英器も見えかくれ、のぞけば、チラとはいるが、いかにも落ちぶれたわびしさがやり切れないので、ついついしまいこむ。するとこのビチョビチョに出くわす。

うすぎたない話だと笑いたもうな。どうやら年齢は下からくるらしい。

となりで孫が、おむつをかえている。還暦とは子供に還ることか」(トイレ放談『わたしの自由席』中央公論社、1979年)

笑いの中に寂しさが漂いますね。若者には実感できないでしょうが、男性の場合、歳を取ると確かにこんな悲劇に見舞われがちです。おそらく森繁さんは「前立腺肥大」になっていたのです。

前立腺肥大が進行して悪化すると、「前立腺肥大症」と命名され、れっきとした病気に昇格します。しかも、あるデータによるとその罹患率は年齢と同じパーセンテージだというのです。50歳50%、60歳60%、70歳70%という比率ですね。70歳を超えると70%の男性が前立腺の肥大で悩むようになるのかもしれません。ただし、治療が必要な方は4人に1人という確率らしいので、「オレは大丈夫!」と高を括るかもしれませんが、その根拠の薄い自意識でどうなるのか。他人事《ひとごと》ながらちょっと心配。

●前立腺肥大症患者の推移

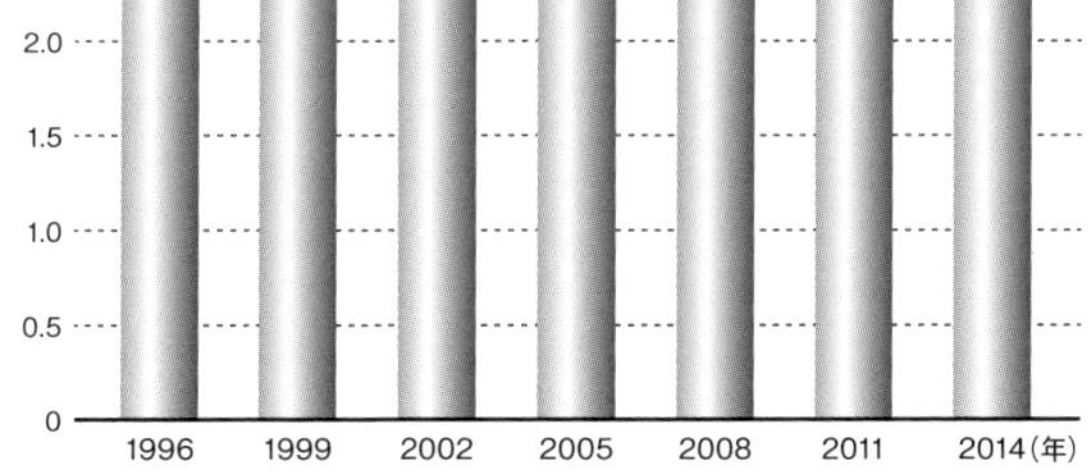

参考　厚生労働省患者調査「前立腺肥大症・推計患者数の推移」を編集

23

老化で心臓の血管が硬くなるとどうなるの？

老化によって心臓の血管が硬くなった状態を**「動脈硬化」**といいます。心臓から血液を送り出す血管が動脈で、動脈は酸素や栄養を絶えず全身の組織に運んでいます。**動脈の構造は〝内膜《ないまく》〟〝中膜《ちゅうまく》〟〝外膜《がいまく》〟という3つの層**からなり、血液と接している内膜の表面は、単層の〝**内皮細胞《ないひさいぼう》**〟でおおわれています**（図A）**。

健康な状態では、内皮細胞は血管の収縮や拡張を調節、血管内で血栓がつくられることを防止し、動脈硬化の進行を予防するなど重要な働きを行なっています。たとえば、血圧が高くなれば、内皮細胞から血管を拡張させる物質が産生・放出され、血圧が安定した状態に維持されます。

動脈硬化は血管壁に起こる炎症と考えられ、**「粥状《じゅくじょう》動脈硬化」**と呼ばれています。

動脈硬化は、内皮細胞が傷つき、その働きが低下することではじまります。こうした病的な状態では、内皮細胞の表面に白血球の一種である単球が接着して細胞下にもぐり込み、マクロファージに変化。次にマクロファージはコレステロールなどの脂肪性物質などを取り込み、内膜が肥厚し、おかゆのような粥腫《じゅくしゅ》を産生**（図B）**。時間の経過とともに粥腫は大きくなり、血管内腔が次第に狭くなって血流をさまたげるようになります。

心臓に酸素や栄養を送っている血管を〝**冠動脈**〟といいます。この冠動脈に動脈硬化が進行して**血管内腔が狭くなると、心臓への酸素や栄養が不足し、「狭心症」を起こし**ます。

冠動脈硬化がさらに進み、粥腫が破れるとその部位に血小板が集まって凝集し**（図C）**、血栓（血液の固まり）がつくられます。血栓によって冠動脈内腔が完全に閉塞されると**（図D）**、**心臓に酸**

素や栄養が運ばれなくなり、心臓の心筋細胞が壊《え》死《し》して「心筋梗塞」が発症します。

粥状動脈硬化を進ませる主な危険因子は、脂質異常症、高血圧、糖尿病、肥満、飲酒、喫煙などの「生活習慣病」です。動脈硬化は、ゆっくりと進行し、症状が出るまでに長い年月を要します。**動脈硬化の危険因子の数が多ければ多いほど、狭心症や心筋梗塞などの心血管病のリスクが高くなる**ことがわかっています。外来受診時に、超音波検査にて、動脈硬化の進みぐあいを確認できますが、症状が出てからでは遅いのです。心血管病の発症を防ぐためにも、食生活に気を配り、生活習慣病を治療して、動脈硬化の進行を予防しなければなりません。

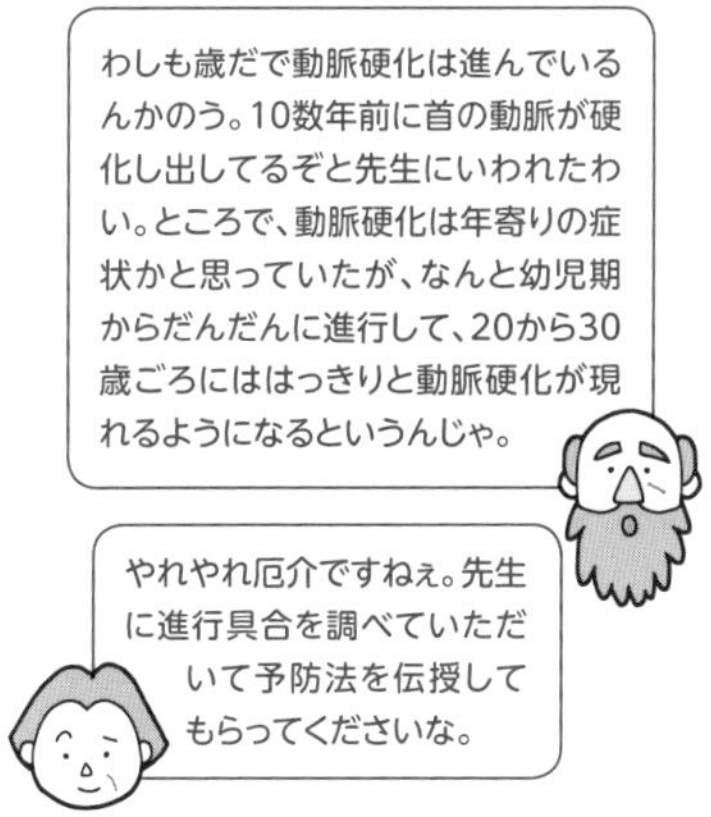

粥状動脈硬化の発症と進展

図A

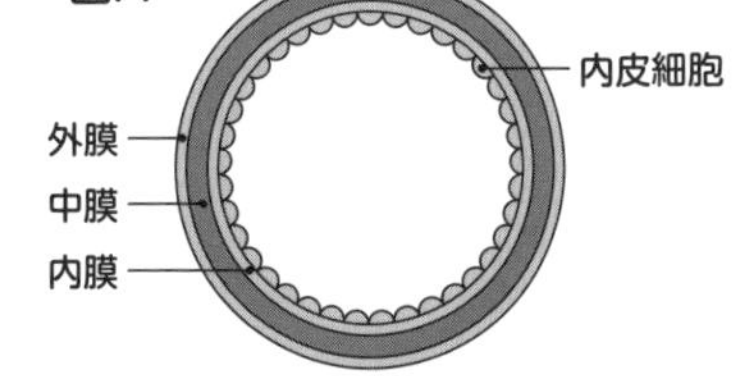

血管の断面図⇨
正常の血管内腔を示す。

図B

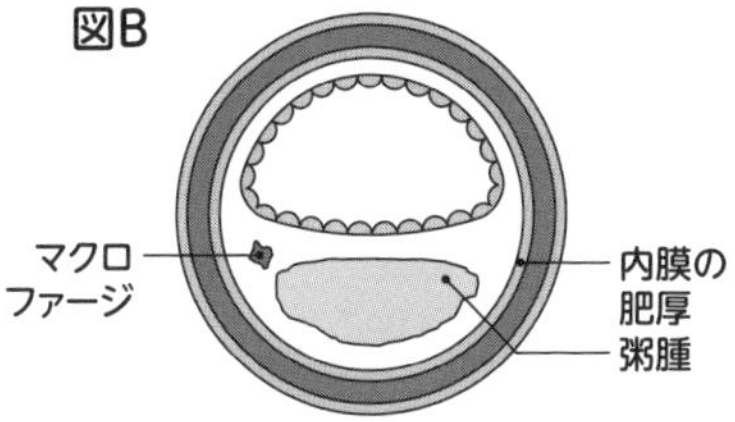

内膜肥厚と粥種形成により、
血管内腔が狭くなる。

図C

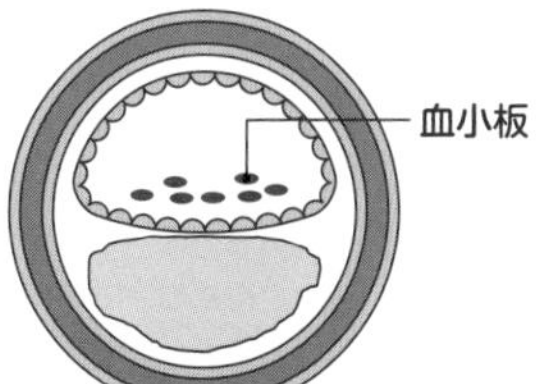

粥種が破れ、血小板凝集が起こる。

図D

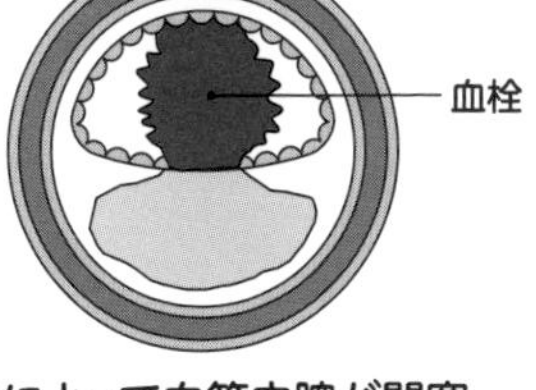

血栓によって血管内腔が閉塞。

24 老化によって免疫機能が衰えるとどうなるの？

免疫は細菌やウイルスから体を守る防御システムです。この項では世界中で猛威を振るい、私たちの生活を大混乱させた新型コロナウイルスやワクチン接種の話題を例に解説します。

約50年前に、「免疫機能の低下が老化の原因」と提唱する研究者がいました。**65歳以上の高齢者では感染症で亡くなる方が、若者に比べて3〜4倍多くなる。**また、**インフルエンザワクチンに対して免疫を獲得する割合は、若者に比べて半分くらいになる。**こうした疫学的な調査から、歳を重ねると免疫システムに悪影響を与えることがわかります。ですので、こうしたことが積極的に高齢者に新型コロナワクチン接種を進めた根拠の1つとなるのでしょう。

免疫には**生まれつき備わっている「自然免疫」**と、**あとから備わる「獲得免疫」**があります**（図A）**。異物が皮膚などのバリアを通過すると、「自然免疫」を担当する**〝好中球〟**や**〝マクロファージ〟**が食作用で異物を取り除きます。老化しても数は大きく変わりませんが、食作用能が下がってしまい、「自然免疫」が弱くなります。

「獲得免疫」はマクロファージが食べた異物の一部を**〝樹状細胞〟**に渡し、**〝T細胞〟**の一種である**〝ヘルパーT細胞〟**に教えて、異物が侵入したことを体の中に知らせます。ヘルパーT細胞は司令塔として、**〝B細胞〟**を指揮して抗体をどんどんつくらせるほか、**〝キラーT細胞〟**や**〝NK細胞〟**も加わって大量の異物に対抗します**（図B）**。

また、**T細胞やB細胞の一部は、〝メモリー細胞〟として長い期間生き残り、体の中をパトロールして次の感染に備えます。こうした作用によって「免疫」を獲得したとされるわけ**です。

老化していくとT細胞がたくさん集まっている胸腺（胸骨の裏にある組織）がどんどん小さくなり、T細胞の供給が少なくなり、結果として「獲得免疫」が弱くなります。これが感染症に罹りやすくなる原因です。そのうえ炎症をコントロールする能力も弱まってしまう。その結果、**「慢性炎症」という状態が続いてほかの組織の機能を下げてしまうため、老化を加速していく**のです。ですので、免疫機能を維持することはとても大切なことなのです。

図A　自然免疫と獲得免疫

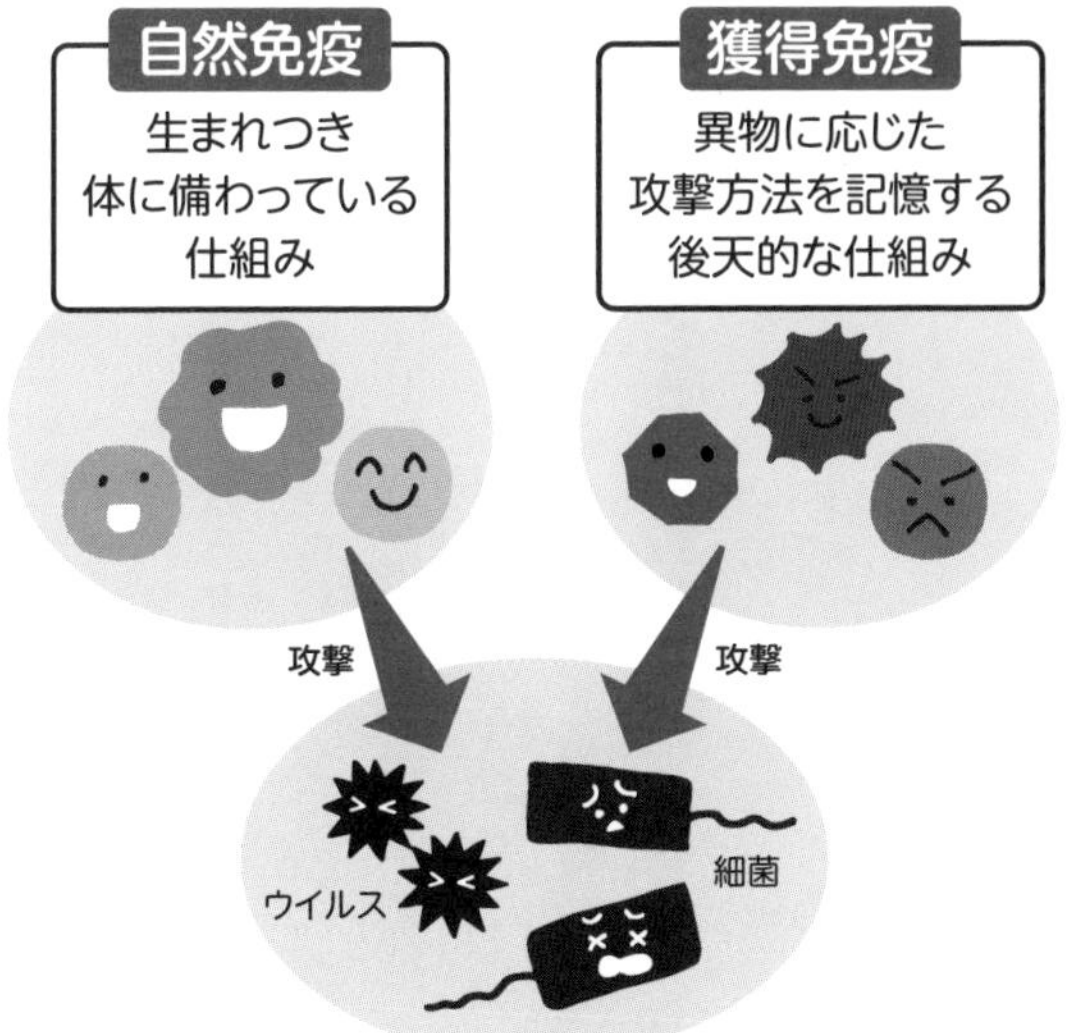

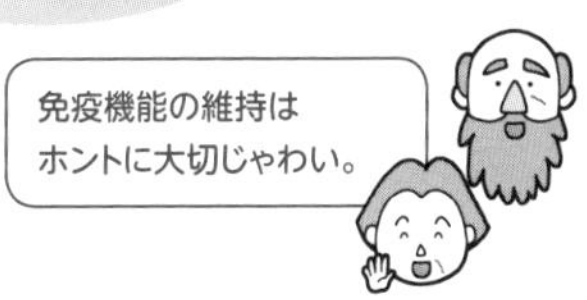

図B　種々の細胞が
異物攻撃する仕組み

25 老化すると誰でも骨量が減っていくの？

超高齢社会を迎えて、骨粗鬆症《こつそしょうしょう》の患者数が増加しています。**女性では女性ホルモンの〝エストロゲン〟欠乏にともなう〝閉経後骨粗鬆症〟、男性では老化にともなった〝老人性骨粗鬆症〟**が知られています。

特に女性の骨量低下は、閉経後に急速に起こることが知られていて、それが骨粗鬆症患者は女性に多いといわれる所以《ゆえん》となっています。

健康な骨は、日々、古い骨が溶かされる**「骨吸収」**、新しい骨がつくられる**「骨形成」**というサイクルを繰り返しています**（骨のリモデリング図A）**。

一方、老化により、このバランスが崩れ、骨吸収のスピードが骨形成のスピードに勝る場合、骨が脆《もろ》くなっていきます。**骨密度は男女ともに18〜20歳くらいでピーク**に達し、40歳くらいまでは維持されますが、**50歳前後から低下**していきます**（図B）**。このため、現在の骨粗鬆症の判定基準によれば、50歳以上の女性が高率に罹患し、男性の場合は60歳以上から判定基準の対象となります。**70歳以上では女性のおよそ半数程度の割合で骨粗鬆症に罹患する**といわれています。

これらは、**老化にともなうホルモンバランスの変化、カルシウム・ビタミンD・ビタミンKなどの摂取量が低下、運動不足によって骨への負荷が減ることなども原因**となります。**予防としては、カルシウムやビタミンDを多く含む食品を取ること、1日に15分は日光を浴びること、骨に適度な負荷を与える運動を行なうこと**です。

骨粗鬆症の治療としては現在、「骨吸収を抑えるビスホスホネート製剤」「抗RANKL抗体製剤」「骨形成を助ける副甲状腺ホルモン製剤」「抗スクレロスチン抗体製剤」など、軽症～重症までの骨粗鬆症患者によく効く薬が多く開発されています。

高齢者では、運動機能の低下によって、転倒骨折を起こしやすくなり、**運動しない不動状態では、骨や筋の萎縮で運動機能低下がさらに加速**します。男女にかかわらず重要であって、特におっくうがらずに適度な運動をすることが大切になっています。

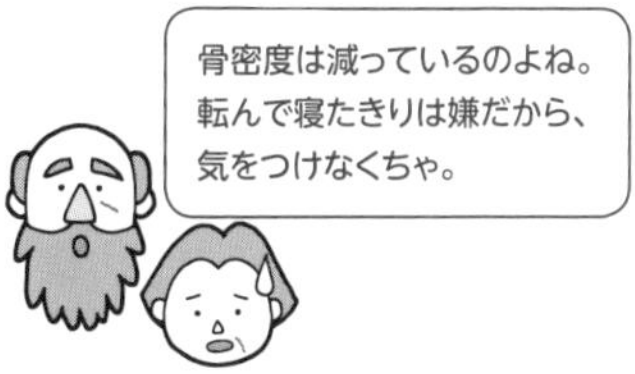

図A 骨粗鬆症患者の骨吸収と骨形成バランス

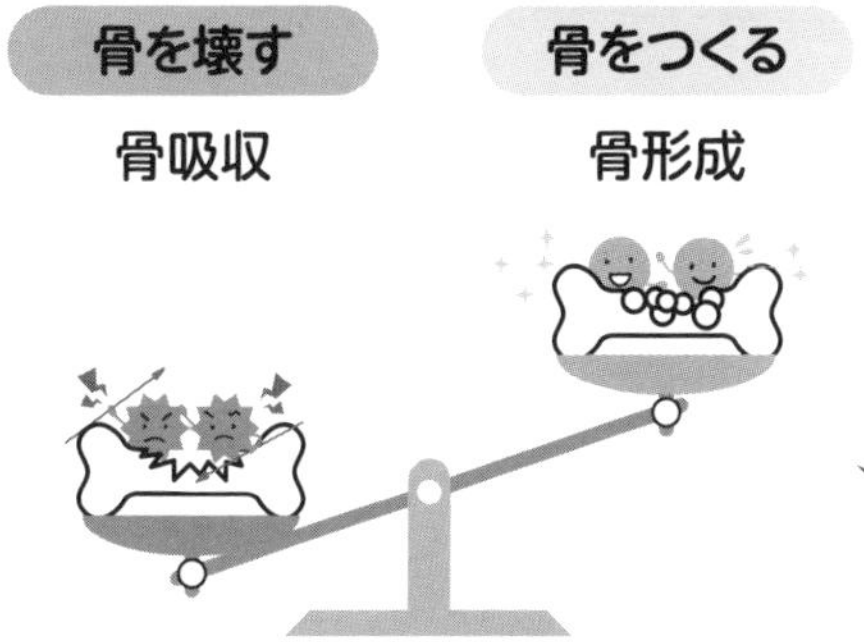

骨粗鬆症患者では**「骨吸収」**のほうが、
「骨形成」を上回っているため、
骨がもろくなる。
そのため**骨折しやすい。**

参考 https://www.kohjin.ne.jp/liaison/liaison_02/contents_0201.html

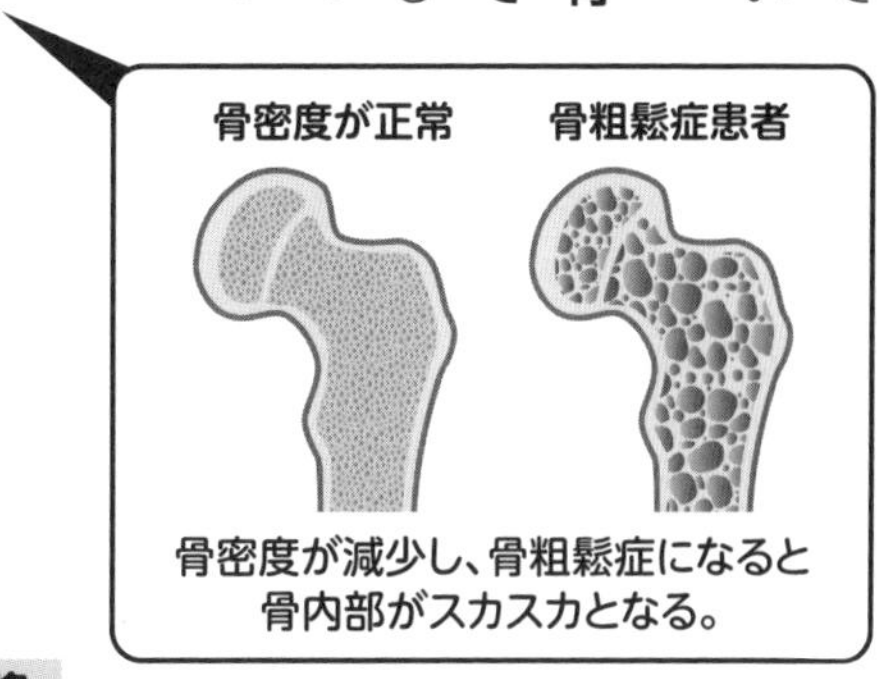

参考 https://kimura-cl.jp/internal-medicine/internal-medicine-ophthalmic-medical/osteoporosis/

図B 骨量の増加と減少の年齢別推移

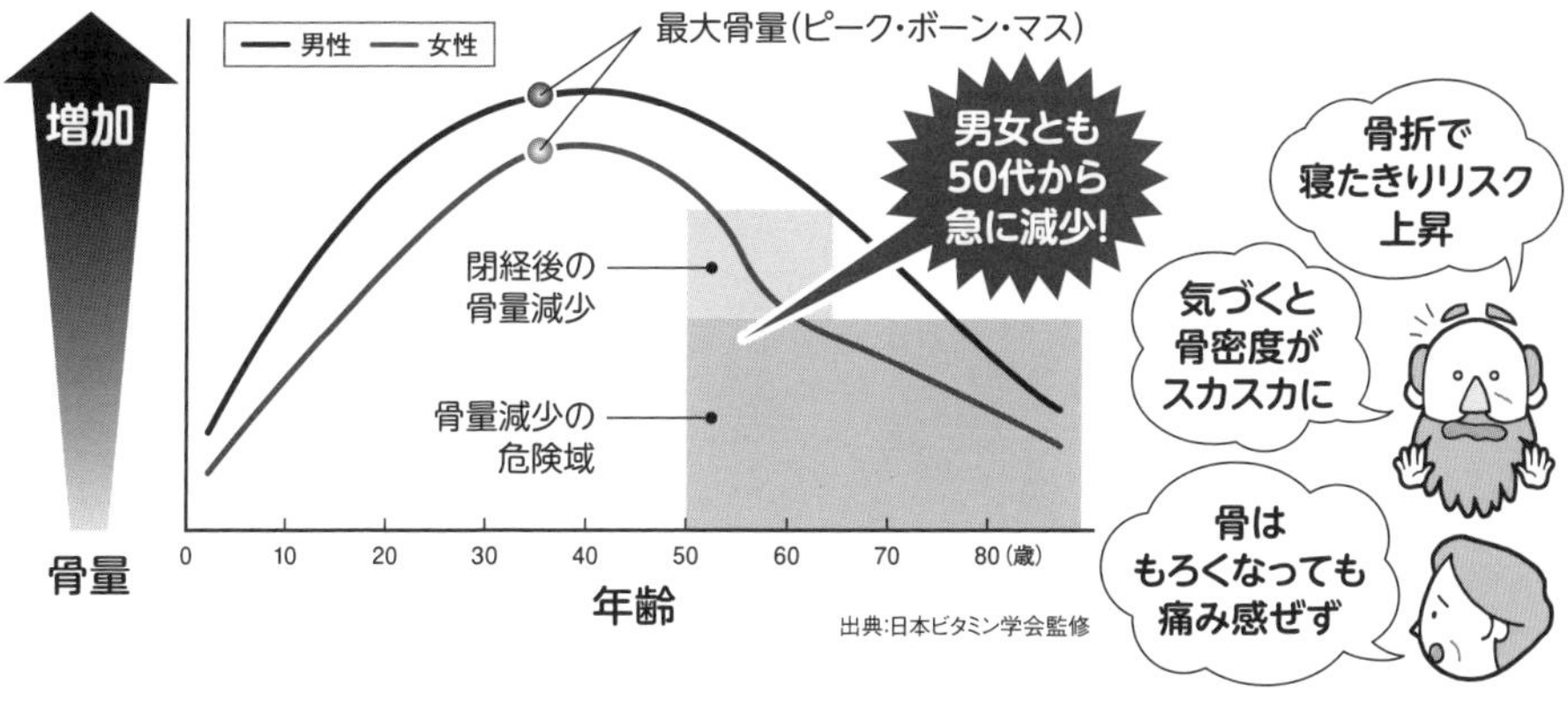

出典:日本ビタミン学会監修

26 骨《こつ》粗《そ》鬆《しょう》症《しょう》って どうして女性がなりやすいの？

女性は男性と比べて骨粗鬆症になりやすいことが明らかとなっています。**女性の65歳で3人に1人、75歳で2人に1人が〝骨粗鬆症〟になると推定**されていますね。**女性の骨粗鬆症の発症には、前項で述べた老化だけでなく、ホルモンバランスの変化も大きく関係**します。

特に更年期（閉経前後の5年間を合わせた約10年間）を迎えた女性は、閉経によって女性ホルモンの〝**エストロゲン**〟が急激に減少し、骨粗鬆症になりやすくなります（**図A・図B**）。**エストロゲンの減少により発症する骨粗鬆症を〝閉経後骨粗鬆症〟と呼び**ます。エストロゲンは骨量を維持する作用を持つため、これが減少すると骨を溶かす力が強くなり、骨密度を減らす原因となるのです。

一方、**男性では、老化による骨が脆《もろ》くなる一因として男性ホルモンの〝アンドロゲン〟減少**が挙げられます。ですが、エストロゲンほどの急激な減少変化ではないため、女性と比べて、男性の骨が減るスピードは緩やかです。このため、現在の**骨粗鬆症の判定基準によれば、50歳以上の女性が高率に罹患し、男性より低年齢で、より高い割合で骨粗鬆症に罹患し**ます（**図C**）。

閉経後骨粗鬆症の予防には、バランスのいい食事、適度な運動、日光浴が非常に有効です。更年期後だけではなく、若いころから意識してこれらに取り組み、最大骨量を維持する。それが骨粗鬆症の予防につながるのです。また、**定期的に骨密度検査を受診し、医師に骨の健康状態を評価してもらうことが大事**です。

現在、女性の閉経後骨粗鬆症の治療としてはさまざまな骨吸収の抑制薬や骨形成の促進薬の適用が挙げられていますが、閉経で進むエストロゲン欠乏に対する「エストロゲン補充療法」、エストロゲンの副作用を排除した「選択的エストロゲン受容体作動薬」の投与によるホルモン療法も、今後の展開が待たれているところです。

図A　女性ホルモンと骨量の変化

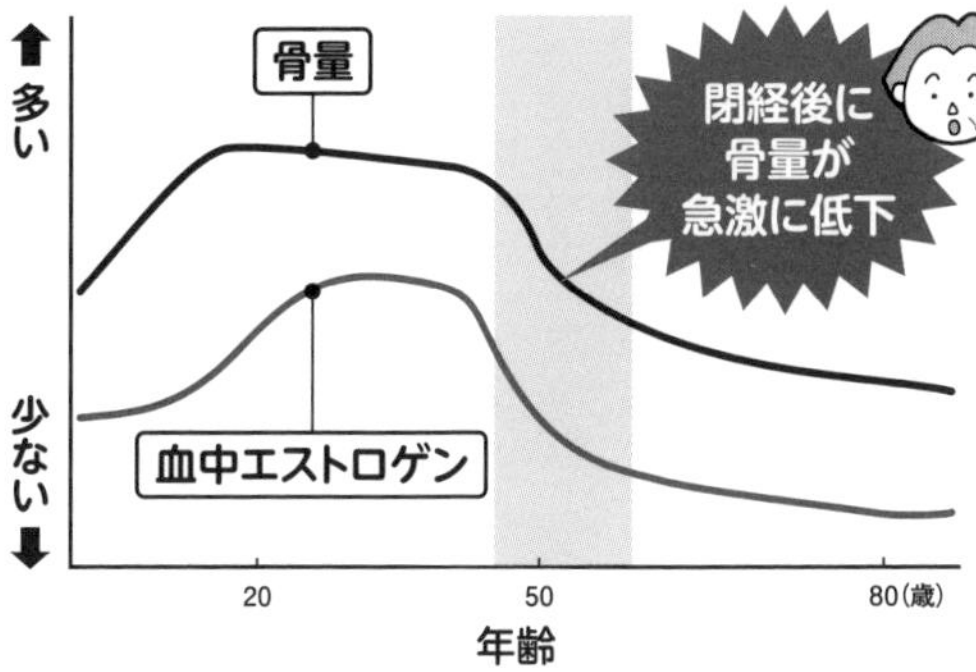

参考　https://betterl.bayer.jp/kanenkino/home/relationship/osteoporosis

図B　骨粗鬆症の発生頻度(年齢別&男女別)

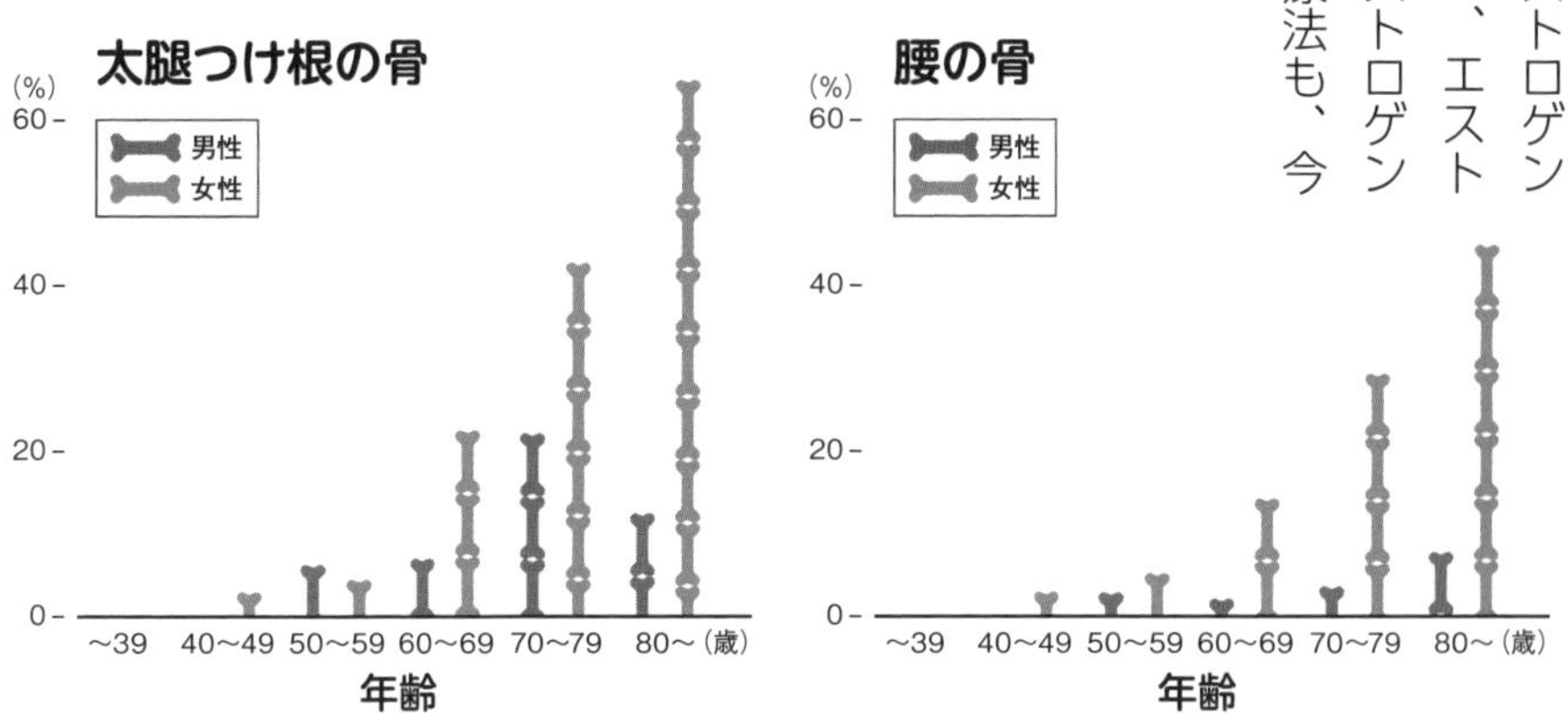

参考　https://www.honedaijoubu.com/riskfactor/person.html

図C　エストロゲンレベルの正常と低下状態

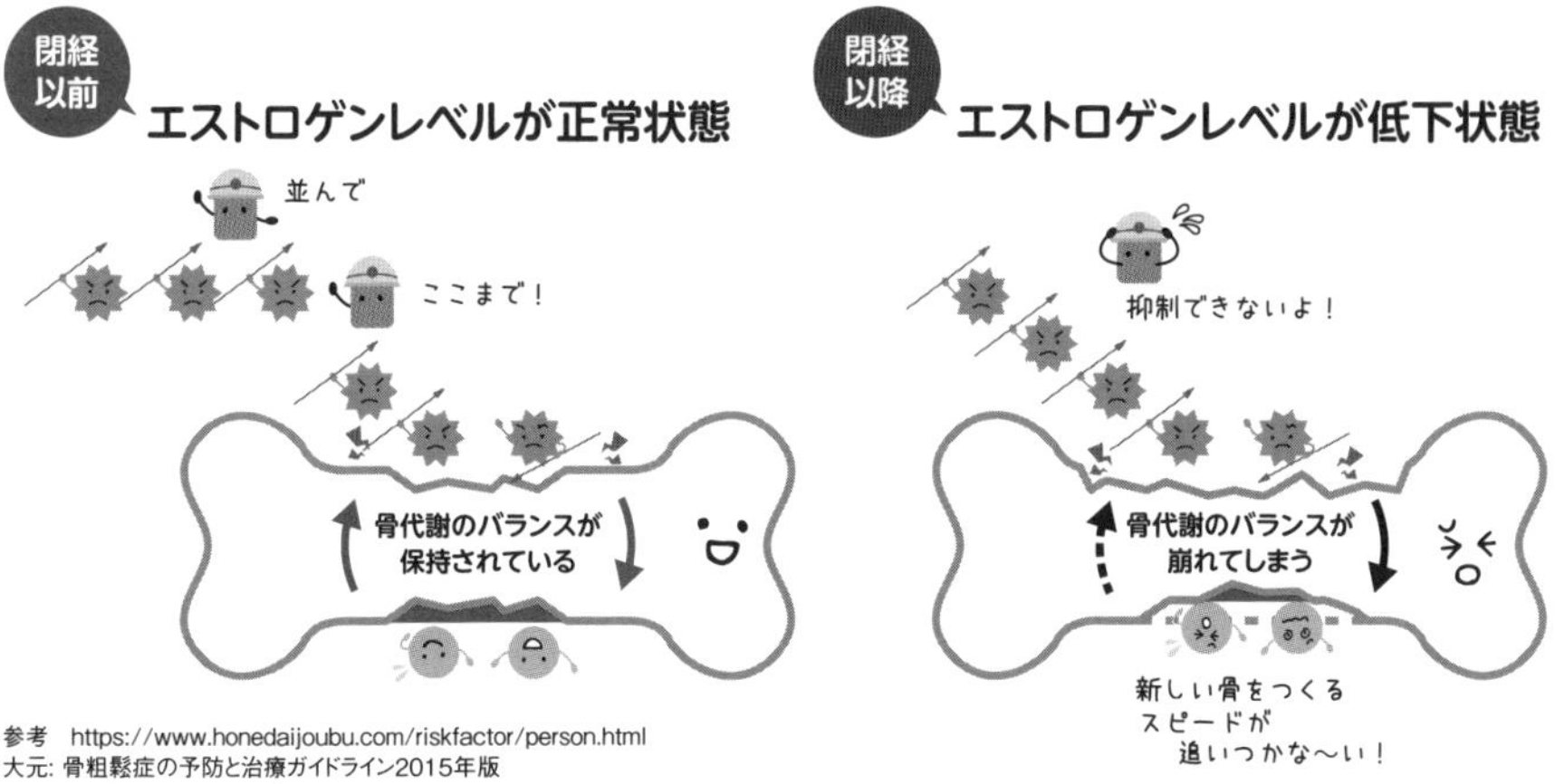

参考　https://www.honedaijoubu.com/riskfactor/person.html
大元: 骨粗鬆症の予防と治療ガイドライン2015年版

27 老化すると腰痛や膝痛、関節が変形しやすいの？

「朝は4本、昼は2本、夜は3本になる生き物はなんでしょう?」

そう、古典的で有名ななぞなぞですね。答えは人間。赤ちゃんは4本足、子どもから大人にかけて2本足で歩いて、老人になると腰が曲がり、膝が変形して杖を突いて歩くようになる。そのため、杖を合わせて3本というわけ。

さて、**腰は腰椎という5つの脊椎骨とそれらをつなぐ椎間板**からできています。**脊椎骨は年齢とともに変形し（椎体の辺縁から骨棘と呼ばれる骨が飛び出す）、椎間板はつぶれて〝変形性腰椎症〟**を発症します。**骨自体も弱くなって〝骨粗鬆症《こつそしょうしょう》〟となり、転倒などを契機に、または老化によって自然につぶれて〝圧迫骨折〟**に見舞われます。このような変化により、背が低くなり腰が曲がってくるわけですね。

脊椎骨の背側にある骨の管の中には、脳から下肢へつながる**〝脊髄神経〟**が通っています。その**神経が、変形による狭窄によって圧迫されると、〝腰部脊柱管狭窄症《ようぶせきちゅうかんきょうさくしょう》〟になります（図A）**。

こうした腰椎の変形、圧迫骨折、腰部脊柱管狭窄症が悪さをして、腰や下肢の痛みが引き起こされやすくなるのです。

膝も無事ではすみません。膝関節は、ほぼ全体重をささえ、身体の移動時の要となる関節です。**歳とともに関節軟骨は摩耗し、関節辺縁の骨から〝骨棘《こつきょく》〟という骨の出っ張りが出てくる**のです。

関節軟骨は、主にコラーゲンやプロテオグリカンからできた〝軟骨基質〟と、その中に散在する〝軟骨細胞〟からできています。関節軟骨は、老化にともない軟骨基質の質が低下し、酵素によって分解されてきます。軟骨細胞も機能が衰えて基質産生が間に合わなくなります。そうして**最終的に軟骨が減少し、〝変形性膝関節症〟となる**のです（**図B**）。

この**関節症が進行すると骨・関節全体にも変形をきたし、〝O脚〟となり**ます。さらに変形性膝関節症になると、変形した骨自体、あるいは併発した炎症によって痛みが引き起こされます。老人になって杖を突く前に医師にかかって「転ばぬ先の杖」としなければなりませんね。

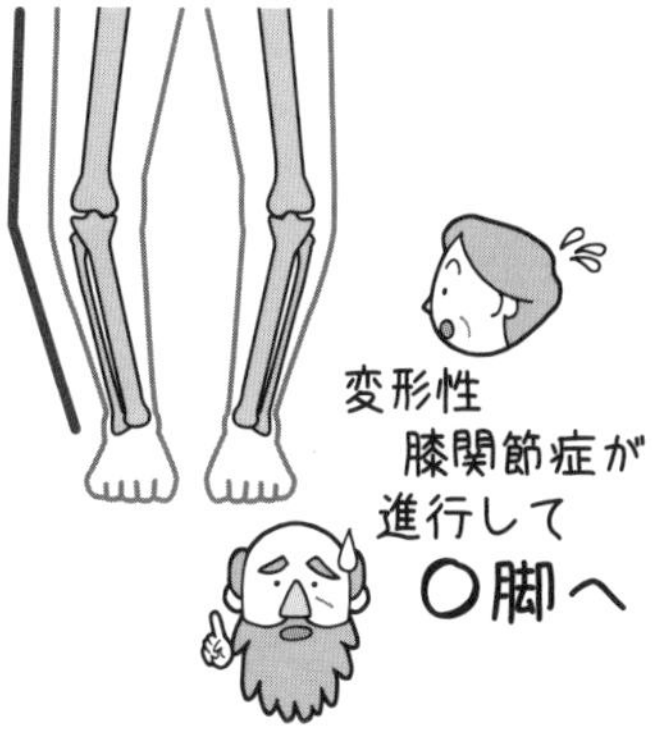

図A　正常な腰部脊柱管と腰部脊柱管狭窄症

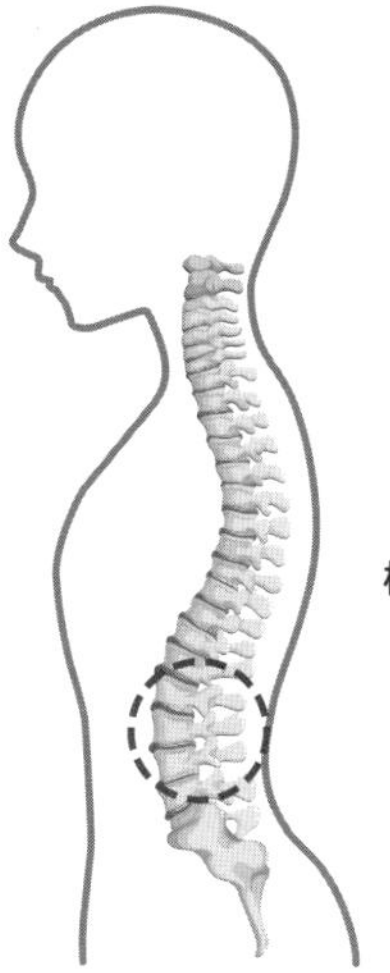

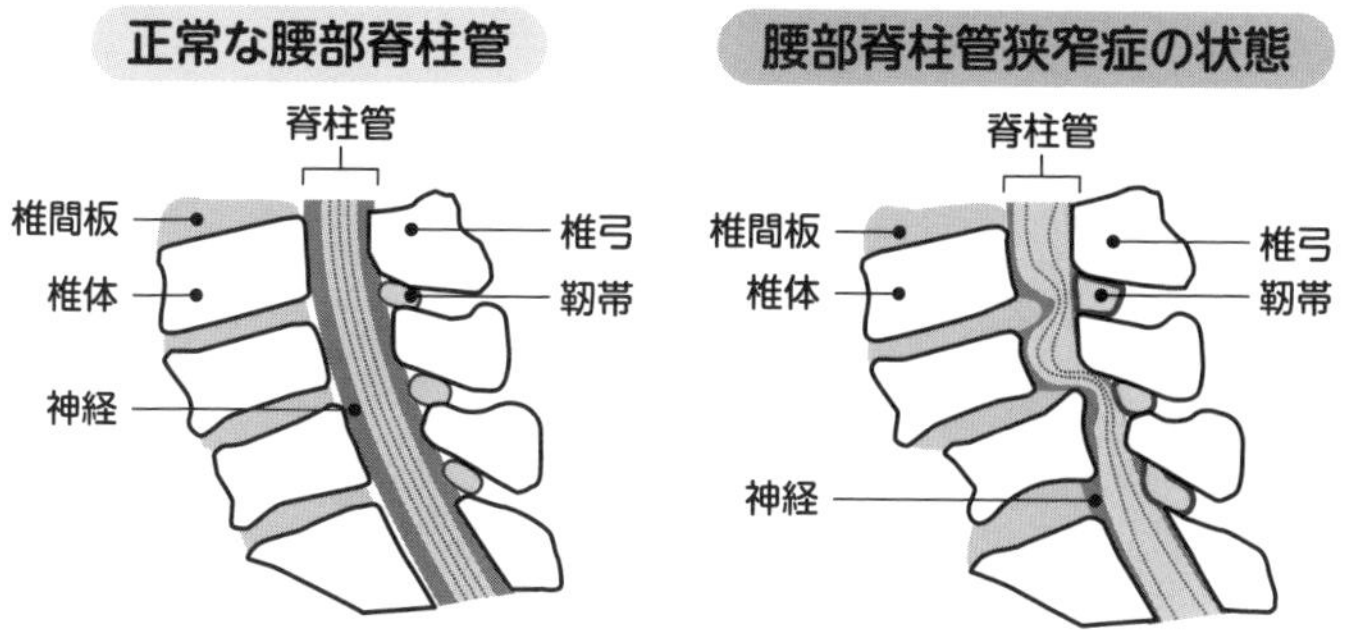

図B　膝軟骨がすり減って変形性膝関節症へ

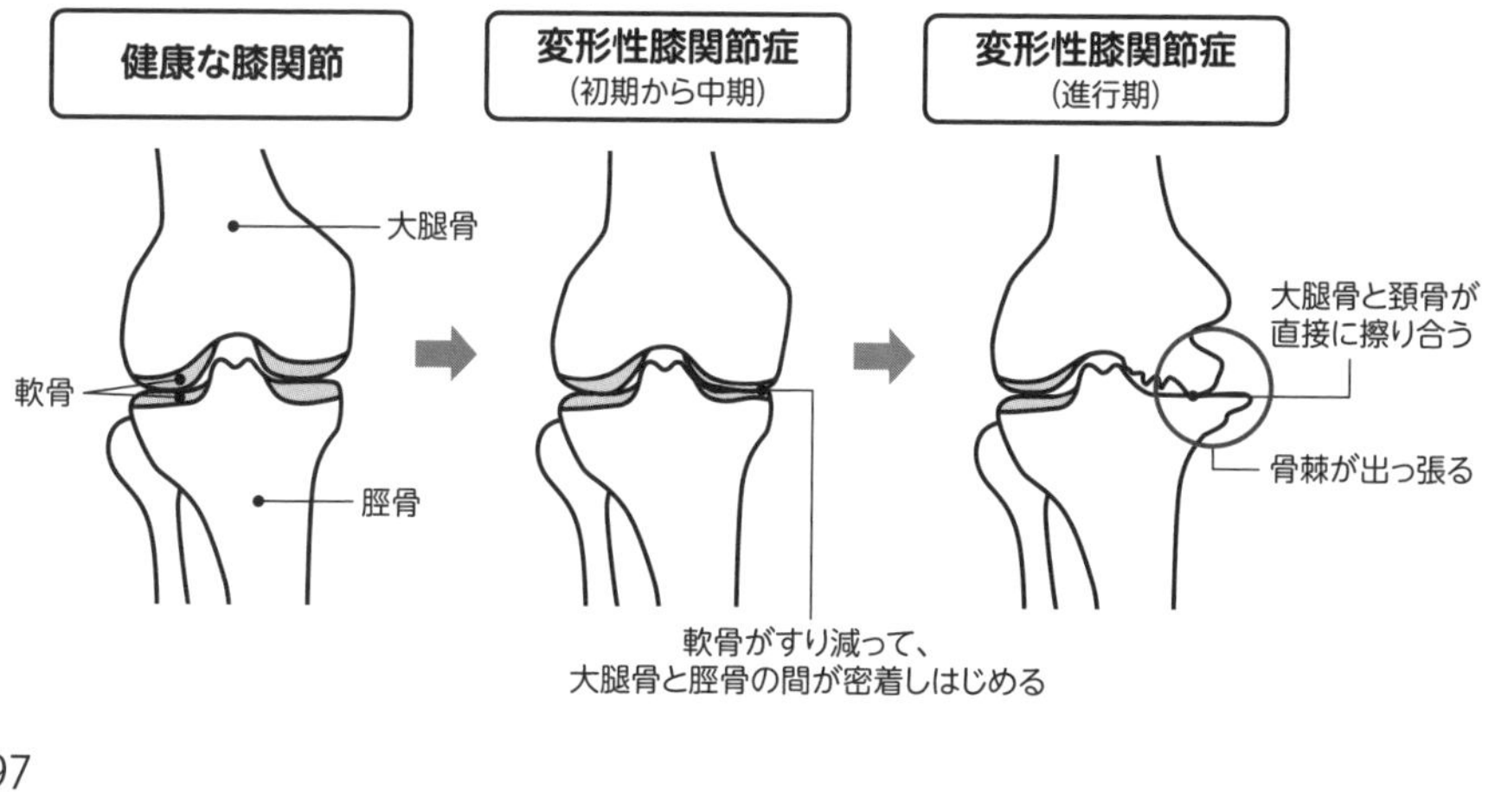

28 手足がしびれたり麻痺したりするのも老化で起きやすいの？

「しびれ」とはよく耳にする言葉ですが、実際は「ピリピリ感」「じんじんした感じ」「鈍い感じ」「触れると嫌な感じ」、さらには「重だるさ」や「力が入らない」など、症状の詳細はさまざまで、いずれも神経に異常が見られる状態です**（図A）**。**知覚神経は手足の神経受容体から脊髄を遡って脳に達し、運動神経は逆に脳から脊髄を下り、手足の筋肉を動かします（図B）**。そのどこかで障害が起こればしびれを感じ、運動麻痺が生じるわけです。

加齢によって動脈が硬くなる**〝動脈硬化〟**になると、**〝脳梗塞〟などの脳血管障害を発生する率が高まり**ます。そうして脳の特定の部位で神経が障害されると、手足にしびれや運動障害を起こすのです。

脊髄では、**脊椎骨の加齢現象である〝変形性脊椎症〟**によって、脊髄そのものや、そこから枝分かれする神経根が圧迫され、その結果、手足に痛み、しびれ、時に運動麻痺さえ生じることがあります。

首を伸ばして上を見たり、左右に側屈したときに手や腕に痛みやしびれが走るのであれば、頚椎が原因です。**歩くと両下肢にしびれと痛みを生じる場合は、〝腰部脊柱管狭窄症〟が疑われ**ます。指の第一関節の加齢現象である**〝ヘバーデン結節〟（図C）**でも、指先にしびれを訴えることがあります。

また、**糖尿病によって手足の毛細血管が障害されたり、動脈硬化により下肢動脈が閉塞されたりすると、血管性の神経障害が起き、末梢に手袋状のしびれを生じ**ます。

はっきりした神経の障害がなくても、各種ストレスや老人性うつのため、心因性のしびれを手足に訴えることがあります。さて、あなたは今、どこかの部位でしびれを感じていますか？

図A　しびれが起こる原因

しびれの原因はさまざま。脳梗塞や変形性脊椎症で神経が障害されて起きるしびれや麻痺。糖尿病や閉塞性動脈硬化症で血管性の神経性障害が引き起こすしびれ。ストレスやうつによる心因性のしびれなどがある。

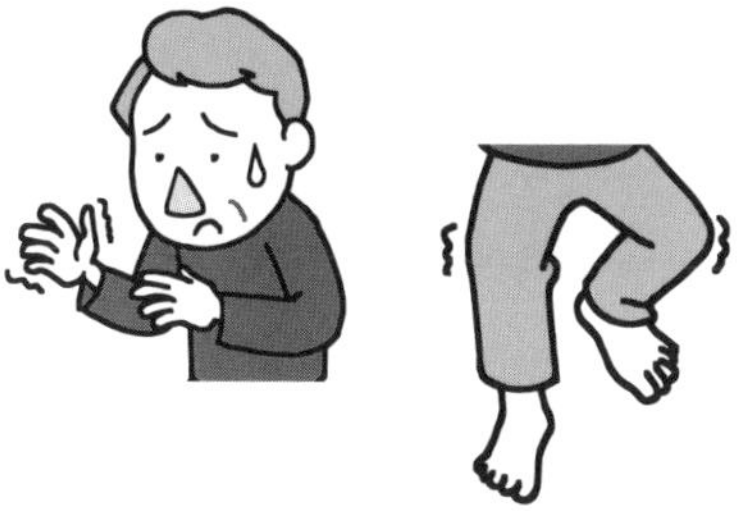

図B　知覚神経と運動神経の伝達

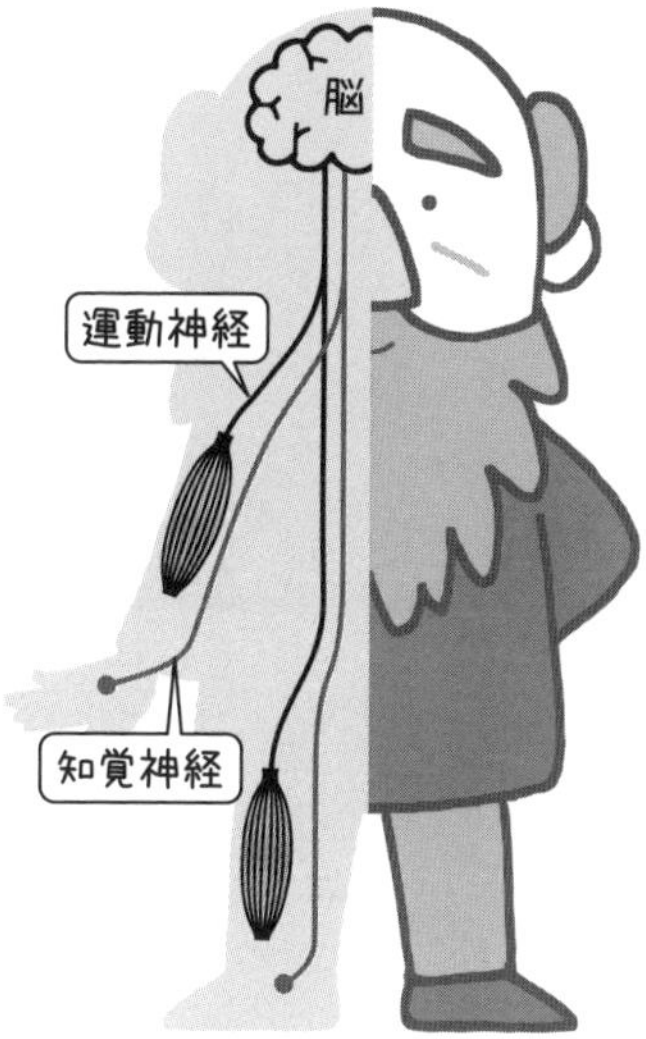

図C　指の第一関節で起きるヘバーデン結節

加齢によって指の第一関節（DIP関節）にヘバーデン結節が起きると、しびれが起きやすい。人差し指から小指にかけて第一関節が赤く腫れたり、指が曲がったりする。痛みや水ぶくれ様の粘液嚢腫（ミューカシスト）をきたすことがある。

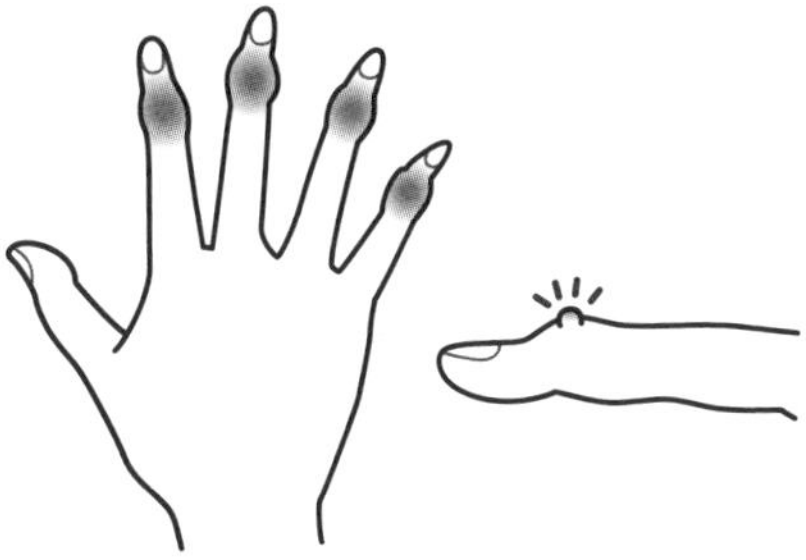

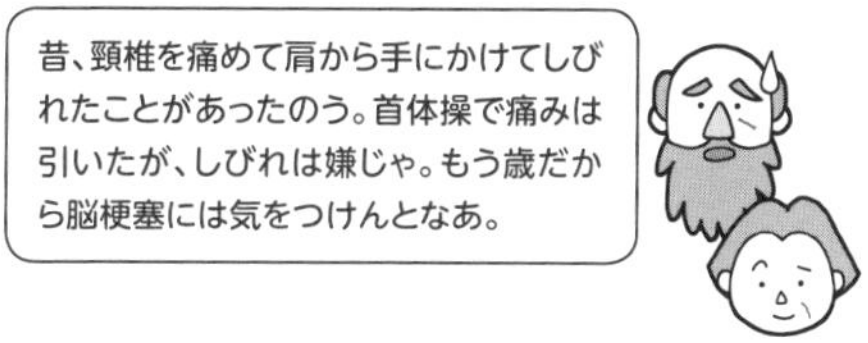

Column

サルコペニア・フレイル（筋力低下&虚弱）の原因と治療、そして予防

by 中村 洋

〝サルコペニア〟は、筋肉（主に骨格筋）が量的にも質的にも減少し、筋肉が低下して移動が困難になった状態を指します。ヨーロッパで栄養学や老年医学に取り組む学会の作業部会が2010年に提唱した概念で、「歩行速度1m／秒未満」「握力⇨男性28kg未満、女子18kg未満」であればサルコペニアの可能性があります（2019年改定）。

原因は加齢による骨格筋の変化、つまり筋断面積の減少、速筋線維の減少、筋肉のエネルギー源であるミトコンドリアの活性低下、酸化ストレスの増大などが挙げられています。サルコペニアの治療・予防には、栄養（高タンパク食 ⇨0・8g／kg／日・ビタミンD）と運動（レジスタンス運動、有酸素運動）が必要となります。

一方、〝フレイル〟は英語の「frailty」が語源で、日本語では「虚弱」と訳されています。「身体だけでなく、心理的にも社会的にも衰えた状態」を指します。

①体重の減少、②歩行速度の低下、③握力の低下、④疲れやすい、⑤身体活動量の低下、のうち3項目以上を満たすとフレイルと診断されます。

フレイルの高齢者は、要介護になりやすいという状態にあります。入院や施設入所を防ぐためには早期の診断によって、適切な介入を受けることが重要です。

フレイルの原因は、前述のサルコペニアだけではなく、個人の生活環境や人とのかかわりが影響してきます。また、糖尿病や心不全、骨粗鬆症などの疾患もフレイルの原因になります。そのため、フレイルを防ぐには、「充分な栄養の摂取」「適度

な運動」「積極的な社会参加」「併発症の管理」など、本人の自覚はもちろん、家族などの包括的な介入が必要になります。

●サルコペニア（筋力低下）の悪循環

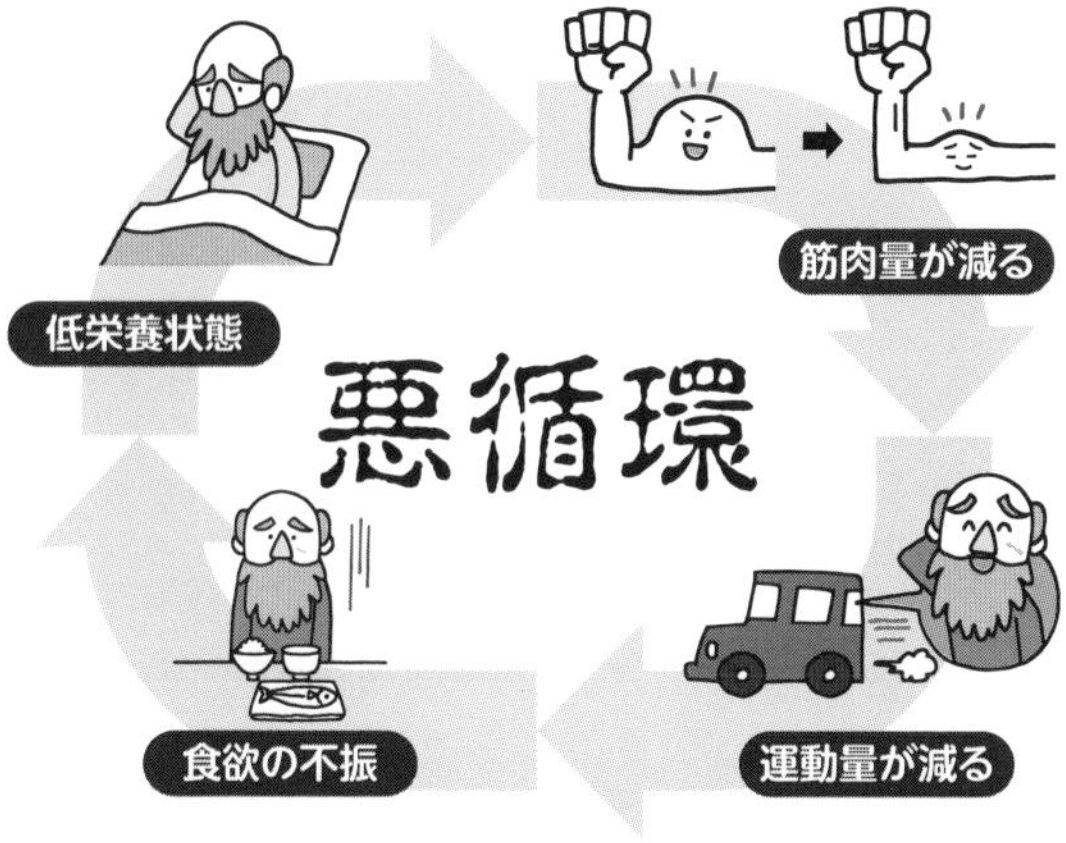

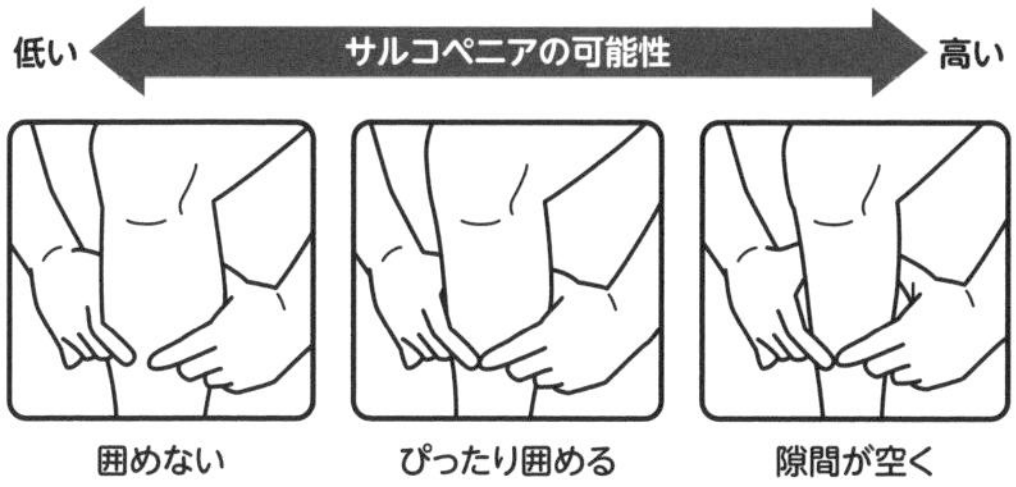

●フレイルの診断

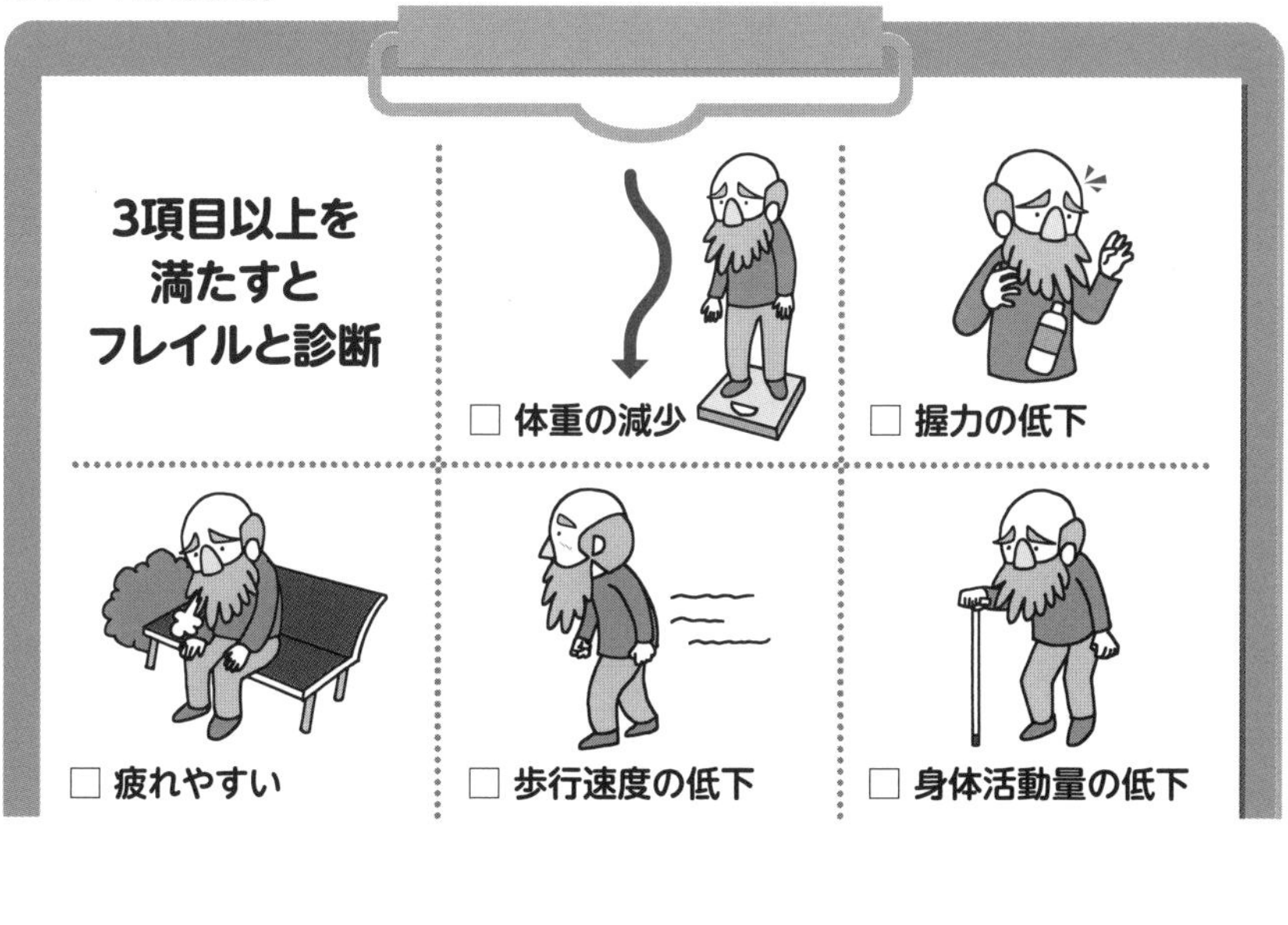

29 むくむことが多くなるのも老化のせいなの？

「昔はそんなことがなかったのに、歳を取ったら、どうも顔や手足がむくむ。どこか悪いんだろうか」と、心配なさっている方もおられるでしょう。

さて、年齢にかかわらず、顔や手足、身体全体が腫れぼったくなるときがあります（図A）。**これは全身性のむくみで、〝間質《かんしつ》〟（皮膚や人間の臓器を支えている組織。皮下組織など）に水分が増加した状態**です。

間質の水分量は、毛細血管から水を押し出す力と血管内に水を引き戻す力の差、すなわち毛細血管の圧と膠質浸透圧《こうしつしんとうあつ》（主に血液中のアルブミンにより水を血管内にとどめる力）によって決まります。たとえば、心不全では毛細血管の圧が高くなり、血液からの水分が間質に押し出されるとむくみが生じるのです。

また、「低栄養」や「肝硬変」で〝血液中アルブミン〟が低下すると、膠質浸透圧が下がって、間質からの水分を回収できず、むくみを引き起こします。**人間は加齢にともなって心臓や腎臓の機能が衰え（心不全、腎不全）、むくみやすくなる**のです。また、**高齢のため十分にタンパク質を摂取できなかったり肝硬変を患ったりしていると、〝低アルブミン血症〟を引き起こし、やはりむくみやすく**なります。

四肢局所のむくみは、〝静脈性浮腫《ふしゅ》〟〝リンパ性浮腫〟〝炎症性浮腫〟によって引き起こされます。**〝下肢静脈瘤〟や〝四肢の血栓症〟では、静脈の還流が悪く、局所でむくむ**のです。リンパ管は、組織の水分を心臓に戻す血管とは別のルートですが、**関節炎による関節の腫脹やがんなどによってリンパの流れが障害されると、やっぱりむくみが生じ**ます。

炎症もむくみの原因です。炎症があると血管の透過性が亢進し、水分が間質に流れ出して局所のむくみとなるんです。したがって、**局所のむくみは、年齢と関係なく起こる可能性がある**わけですね。

では、局所のむくみを取るにはどうしたらいいのか。**むくみの解消には、下肢のマッサージや腓腹筋の運動、あるいは圧迫ストッキングが必要**です。運動は、なににつけ体力アップ、維持には重要な日常行動ですね（**図B**）。

図A　全身や手足のむくむ原因

むくみはさまざまな原因で起こる。顔や手足のほかに、全身がむくんでいることがある。全身性のむくみは心不全や腎不全、低タンパク症などによって起こり、四肢のむくみは静脈やリンパ管の流れの障害、炎症によって起こる。

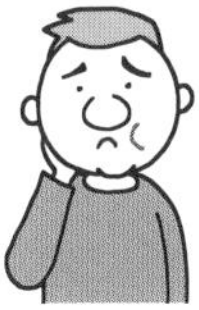

図B　足の体操でむくみ予防

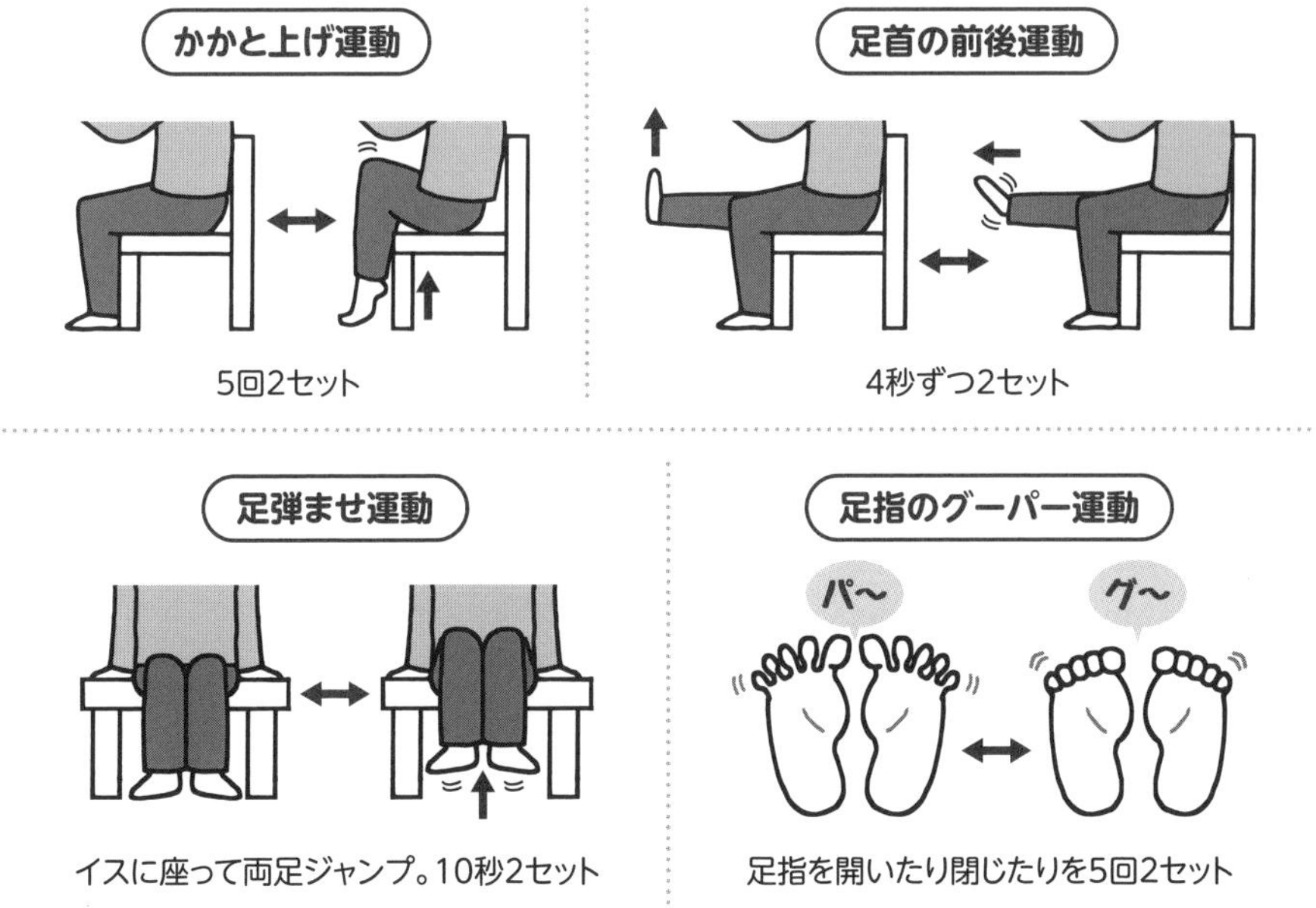

30 疲れやすく疲れが取れにくいのも老化が原因なの？

仕事や運動をし過ぎたあと、「疲れた」と感じますね。「疲労」とはいったい何か、について考えてみましょう。

疲労を科学的に表すならば、「過度の肉体的および精神的活動、または疾病によって生じた独特の不快感と、休養の願望をともなう身体の活動能力の減退状態」であり、**「作業能率や作業効率が低下した状態」**とされています。**疲労はまた「痛み、発熱とともに、身体に休息を促す生体防御機構」の1つ**です。

身体の生理的活動を調整しているのが**〝自律神経〟**。つまり、身体と精神を活発にする**〝交感神経〟**と、休ませる**〝副交感神経〟**が、バランスをとって働いているわけです。ところが、過度な運動や精神的ストレスに襲われると、自律神経に負荷がかかって脳がダメージを受けてしまうのです。

近年、**疲労の分子学的な仕組みが解明**されつつあります。神経や筋肉が過活動することで産生される**〝活性酸素〟**が、**ＳＯＤ（スーパー・オキサイド・ディスムターゼ）などの抗酸化機構によって処理できなくなり、過剰な活性酸素が身体のタンパク質や細胞内の諸器官にダメージを与えるために疲労が発生する**、という説です**（図Ａ・図Ｂ）**。

脳は老化により萎縮してきます。自立神経の働きも鈍くなり、身体の調整ができにくくなります。つまり、神経にストレスがかかるのです。また、抗酸化作用のあるＳＯＤの働きは、成人以降に低下してくるので、**〝酸化ストレス〟**に弱くなります。酸化ストレスとは、「酸化反応により引き起こされる生体にとって有害な作用」のことです。

老化によって身体活動の調整が不十分なために、神経や筋肉に負荷がかかり、生じた酸化スト

図A　体に悪さする活性酸素

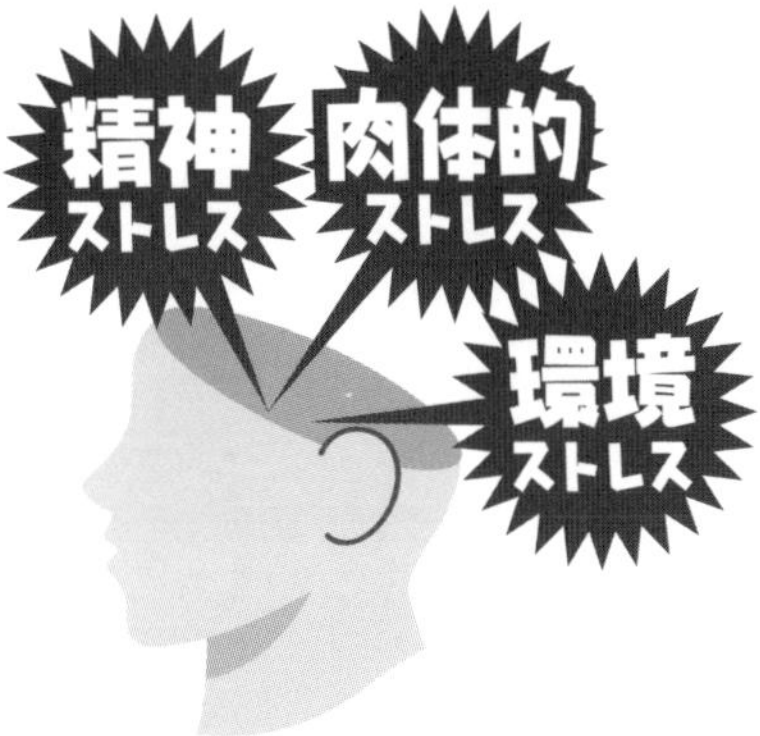

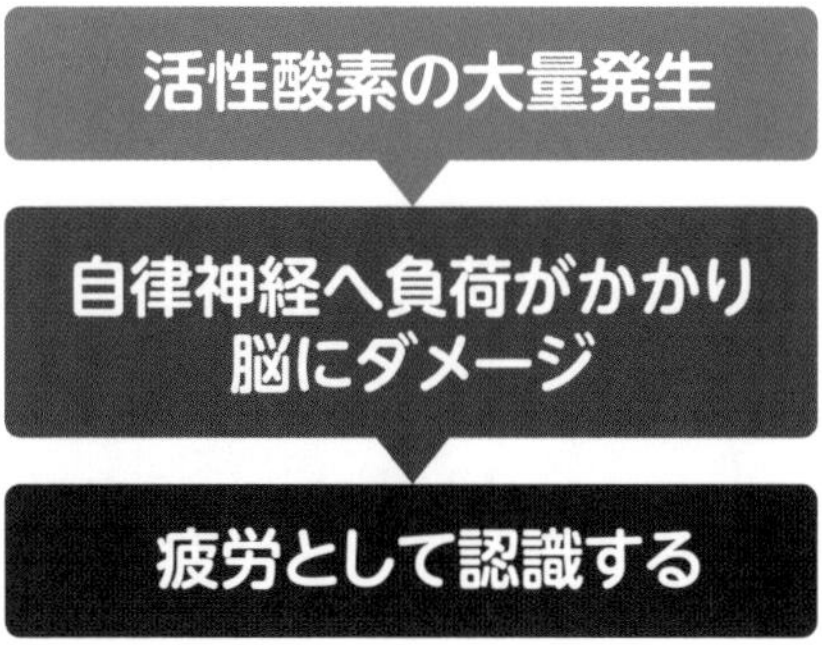

活性酸素が大量に発生すると、細胞のダメージ・免疫力の低下・血管や血液がダメージを受ける。

図B　活性酸素が体に及ぼす悪影響

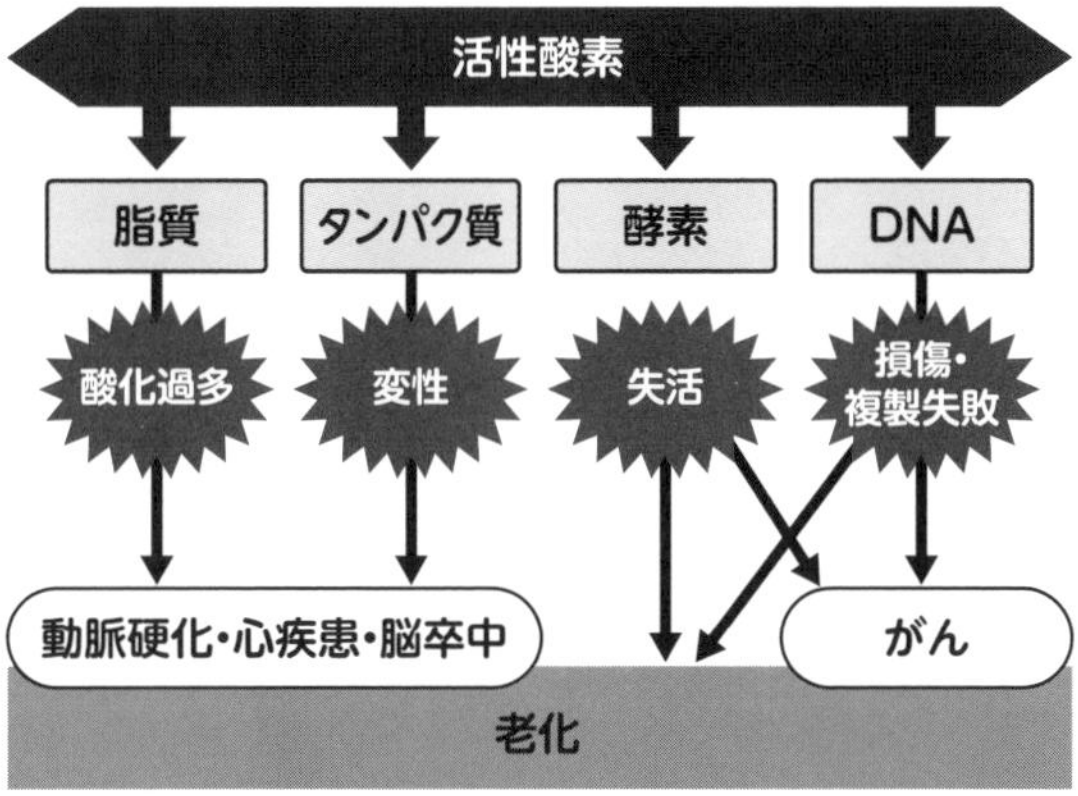

レスによって損傷した体組織の修復力が弱くなるため、疲れやすく、疲れが取れにくくなる、と考えられているわけですね。

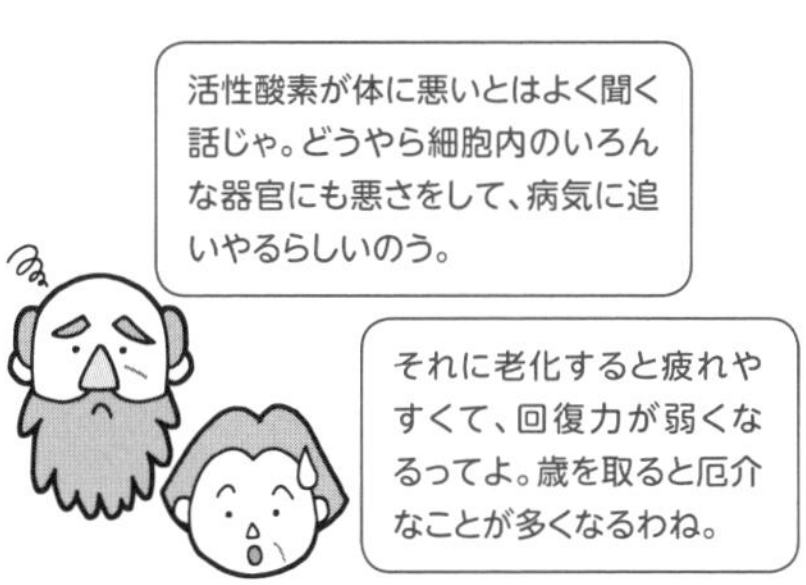

31 加齢臭って どんな臭いで何が原因なの？

体臭とは、汗や皮脂などの分泌物と皮膚常在菌の作用によって発生する臭いです。汗腺には、全身にあるエクリン汗腺と腋《わき》の下や陰部などの局部にあるアポクリン汗腺があります。

エクリン腺からの汗は、大部分が水で、ミネラルが含まれたもの。アポクリン腺からの汗は、たんぱく質、脂質、糖質、アンモニア、鉄分などの栄養成分を含むために、皮膚常在菌が増殖しやすく、分解された成分が醗酵して腋臭《わきが》になるのです。

歳を取るにともない体臭は変化します。10～20代は主に汗臭《かんしゅう》であり、30～50代は汗臭とミドル脂《し》臭《しゅう》、50代で加齢臭が幅を利かすようになります（図A）。

汗臭は、〝温熱性発汗〟〝精神性発汗〟〝味覚性発汗〟に分類できます。汗自身には臭いがないのですが、垢や皮脂などと混じりあい、これを皮膚常在菌が分解することで臭い物質が発生し、臭くなります。分泌部から出てきた汗のもとは、皮膚中でミネラル成分などは吸収されますが、再吸収が追いつかないと皮膚表面に出てしまい、余分な成分を多く含むことで臭いが発生するのです。慣用句にある「手に汗握る」「冷や汗をかく」というのは精神性発汗ですね。

ミドル脂臭の発生は、3段階で進みます（図B）。エクリン腺（汗腺）が乳酸を含んだ汗を、皮脂腺が皮脂を分泌。次に頭皮の常在菌（ブドウ球菌）が乳酸と皮脂を分解。最後に臭いを発生させるジアセチルと中鎖脂肪酸が発生し、臭いが混ざり合ってミドル脂臭が発生、という流れです。

加齢臭は、加齢にともない皮脂腺の中のパルミトオレイン酸が増加し、同時に過酸化脂質も増えはじめます。この過酸化脂質がパルミトオレイン

酸と結びつくことで、分解・酸化されてできるのが、加齢臭の元である「ノネナール」という物質です。

〝疲労〟も臭いのもとです。年代に関係なく、疲労により蓄積されたアンモニアのような疲労物質が溜まると肝臓で処理しきれなくなり、それが汗として排出されると体臭がアンモニア臭くなるのです。

体臭には個人差があり、体調によって変化し、病気になっても変化します。余談ですが、がんにも臭いがあり、訓練された犬や線虫は、がんの臭いをかぎ分けることが報告されています。

ところで、臭いによるストレスのレベルは、その臭いを悪臭と感じるかどうか、ということで変わるのです。**思春期でも、ミドルエイジでも、高齢期でも、臭いは成長のあかしであり、無臭がよいというわけではない**ことを理解していただきたいものです。

図A　年代で変わる加齢臭とミドル臭

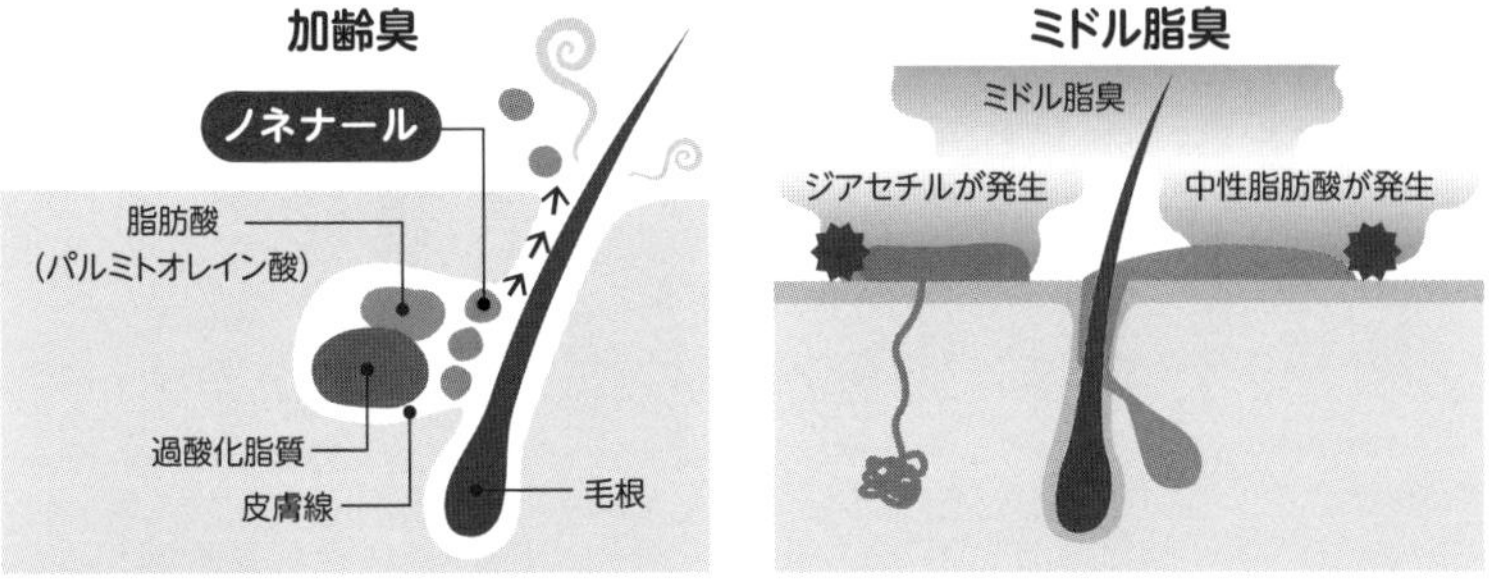

（左）参考　http://www.wakunaga.co.jp/health/teach/17.html
（右）参考　https://customlife-media.jp/middle-fat-odor

図B　加齢にともなう3つの臭いの変化

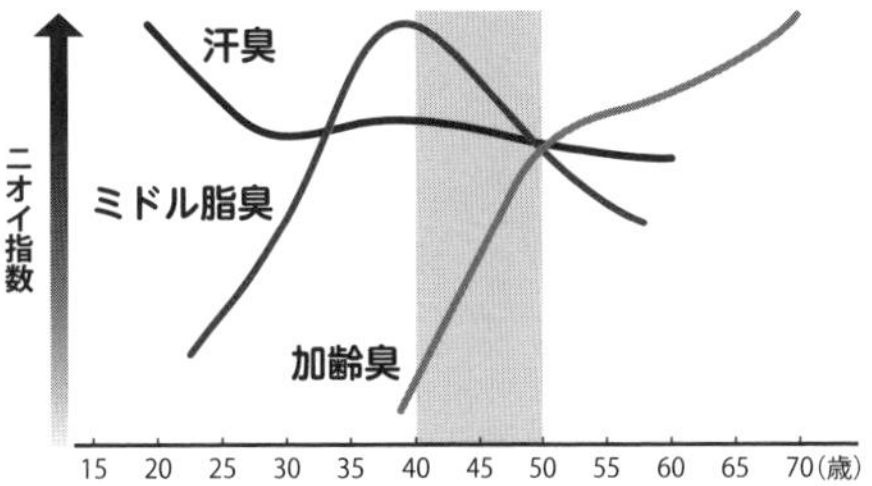

参考　https://customlife-media.jp/middle-fat-odor

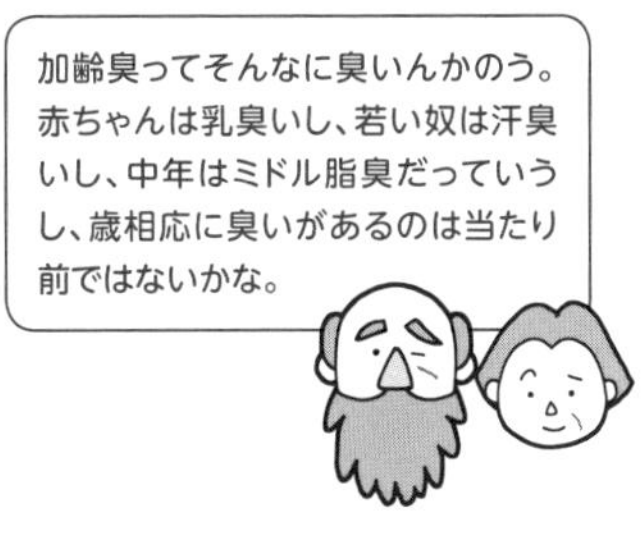

32 周りが不愉快な口臭って何が原因で臭うの？

生理的な口の匂いは誰もが持っています。気になる**口臭の程度は唾液の分泌量に影響される**と考えられています。

　唾液そのものは無臭で、唾液には細菌を洗い流すといった役割があり、食べ物をかむなど口を動かすと唾液腺が刺激されて、唾液の分泌が増えます。ただし、就寝中では唾液が減るため、朝起きたときは口臭がきつくなるようです**（図A）**。

　口臭の原因は、舌の上につく〝舌苔《ぜったい》〟と歯や歯肉の病気の〝歯周病〟といわれています（36ページ）。老化が進むと唾液量が低下し、経年的な歯周病などの進行によって口腔内の細菌が増える。こうしたことが重なって口臭の悪化につながっていくのですね**（図B）**。

　増えた細菌が口腔内の食物残渣《ざんさ》などを分解するときに発生する**〝揮発性硫化化合物（VSC）〟という物質（ガス）が臭いの原因**で、特に舌苔からのVSC産生量が多い。**VSCとしては、〝硫化水素〟〝メチルメルカプタン〟〝ジメチルサルファイド〟の3種類**が知られています。**硫化水素は「腐った卵の臭い」、メチルメルカプタンは「腐魚やタマネギのような臭い」、ジメチルサルファイドは「生ゴミのような臭い」**です。そのため、歯磨きを怠っている人や、入れ歯や差し歯などが汚れている人は口腔内の細菌がどんどん増えてしまう。そうすると、さらにVSCが増加して、口臭が強くなってしまうわけです。

　老化すると、さらに新たな細菌が口腔内で増え、細菌脂肪酸の仲間である〝イソ吉草酸〟と〝酪酸〟という物質を産生します。こうした物質は、足の裏や蒸れた靴下の臭いなどと同じ酸っぱめな悪臭となります。老化による口臭はVSCだけではありません。細菌脂肪酸も原因となることが明らかになっており、このため**高齢者では口臭が、より強くなる傾向がある**んです。

口臭の予防は、歯磨きをしっかりと行ない口の中を清潔に保つこと、定期的に歯科医院で検診を受けて歯石除去や歯周病治療、義歯のケアを行なうこと、舌ブラシを使って舌苔を落とすことなどが重要です。要するに、日ごろの手入れが大事、ということです。

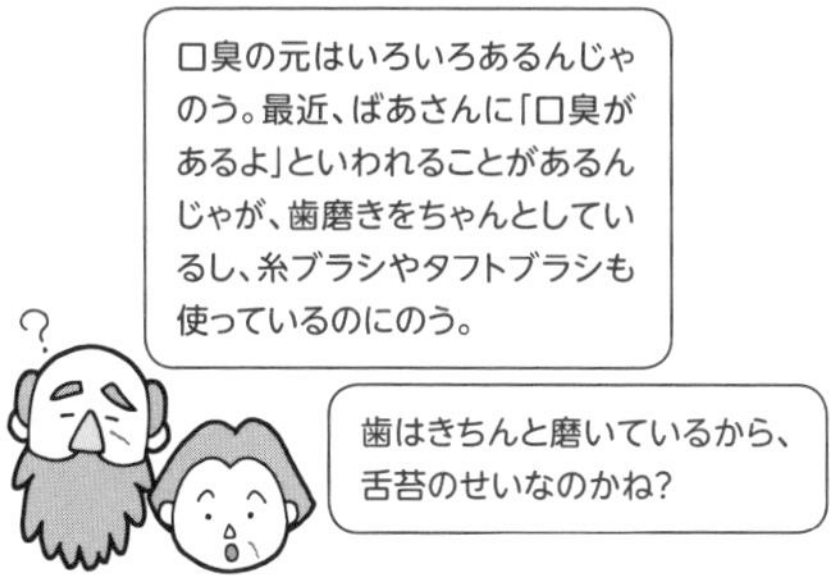

図A　口臭の強弱と時間経過

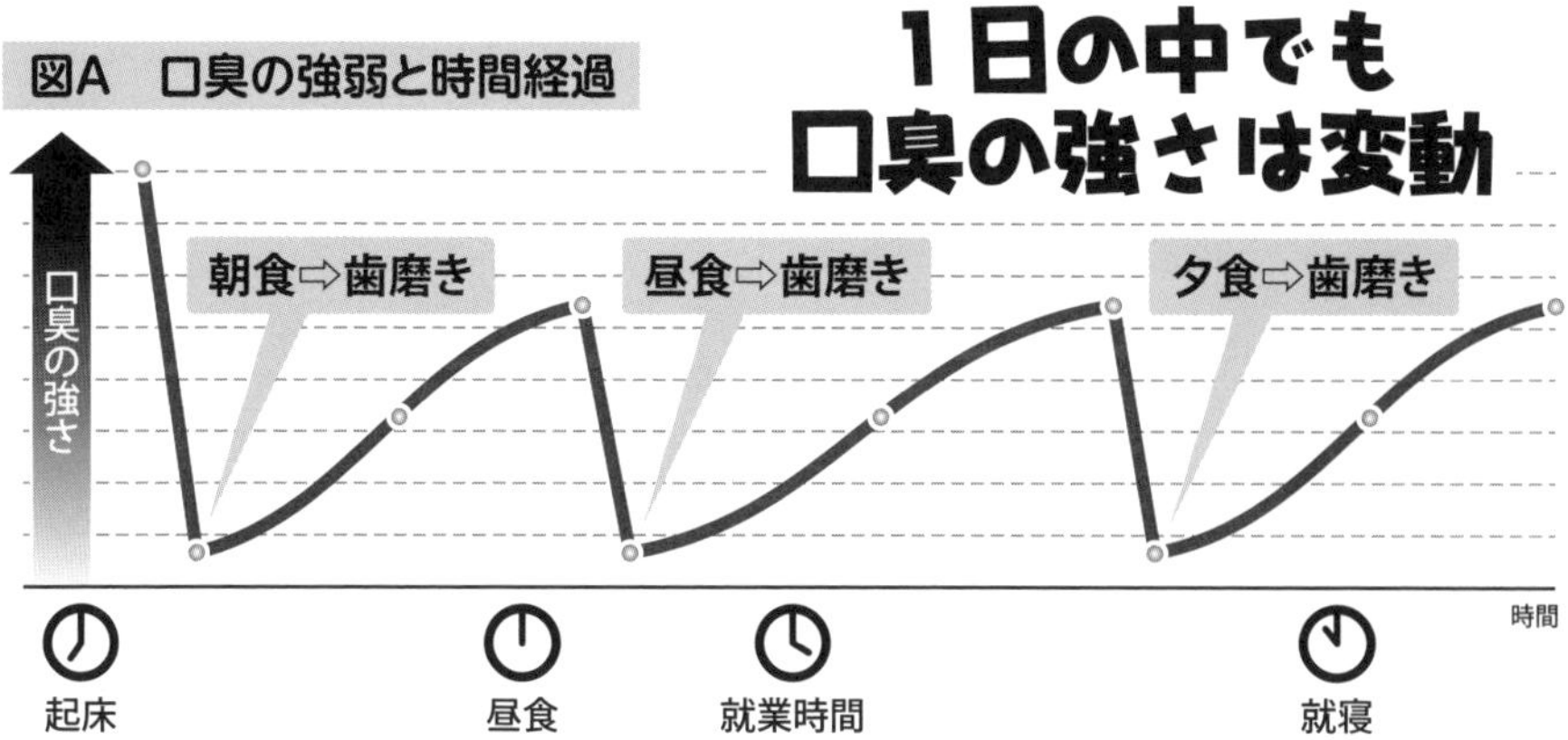

参考　https://www.daiichisankyo-hc.co.jp/health/symptom/35_kousyuu/

図B　口臭のさまざまな原因

Column

グルコサミンと膝関節、そしてサプリ効用

〝グルコサミン〟は、ブドウ糖にアセチル基が付いた分子量約180の小さな分子です。軟骨成分の1つであるヒアルロン酸は、グルコサミンとガラクトースが長くつながった大きな分子なので、グルコサミンも軟骨成分の1つといえます。

軟骨が摩耗すると「変形性関節症」が起こります。グルコサミンを変形性関節症の治療に用いることは、1969年にボーネ（Bohne）というドイツの医師が最初に報告しました。その後、ヨーロッパを中心にグルコサミンの有効性を示す報告が数多く出され、1997年セオドサキス（Theodosakis）の著書『The Arthritis Cure』によって大ブレークしたのです。

しかし、2000年ごろから北米を中心に発表された治験やメタ解析（報告された治験を総合的

●グリコサミノグリカンを構成する二糖

	アミノ酸	ウロン酸／ヘキソース
ヒアルロン酸	**グルコサミン**	ガラクトース
ケラタン硫酸	**グルコサミン**	グルクロン酸
コンドロイチン硫酸	ガラクトサミン	グルクロン酸

グルコサミン

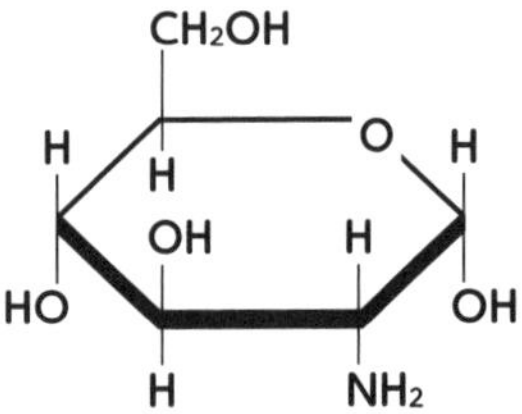

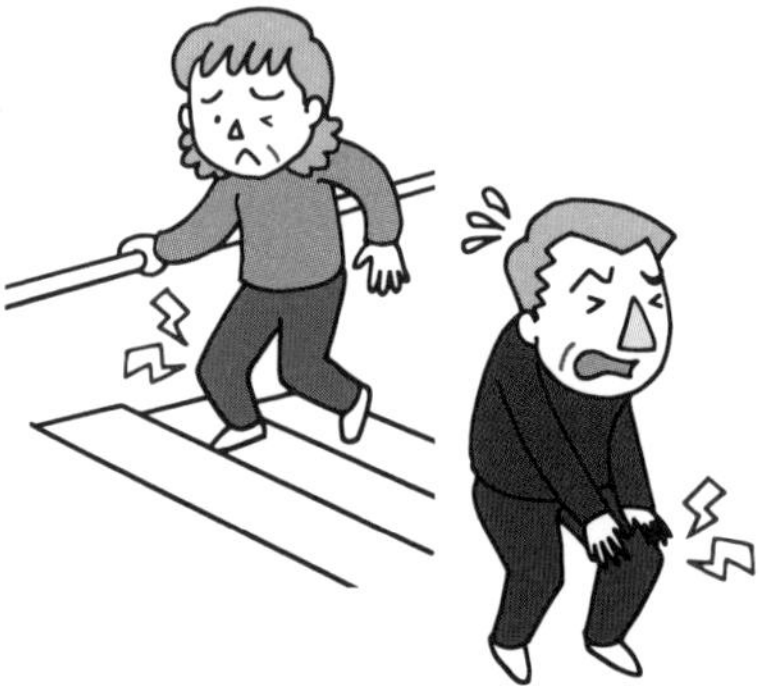

by **中村 洋**

に解析する手法）の結果、その有効性に疑問符が出されてしまった。残念ながらそれが現在の医学的コンセンサスになっています。

ただし、現在でも変形性関節症に著効する薬物治療はありません。さらに、グルコサミンの効果を否定した報告は、進行した変形性関節症が対象だったのです。

一方、細胞や動物を用いた基礎的研究では、「グルコサミンによる抗炎症作用」「軟骨分解酵素の抑制作用」「動物モデルの変形性関節症の予防作用」が明らかにされています。また、大規模な疫学的調査では、グルコサミンのサプリメントを使用していた方の死亡率が低下していた、との結果が報告されました。しかも、グルコサミンには、「ストレス蛋白の誘導」や「オートファジーの活性化」といった抗老化作用があることが示されています。

●グルコサミンは軟骨の構成部分である

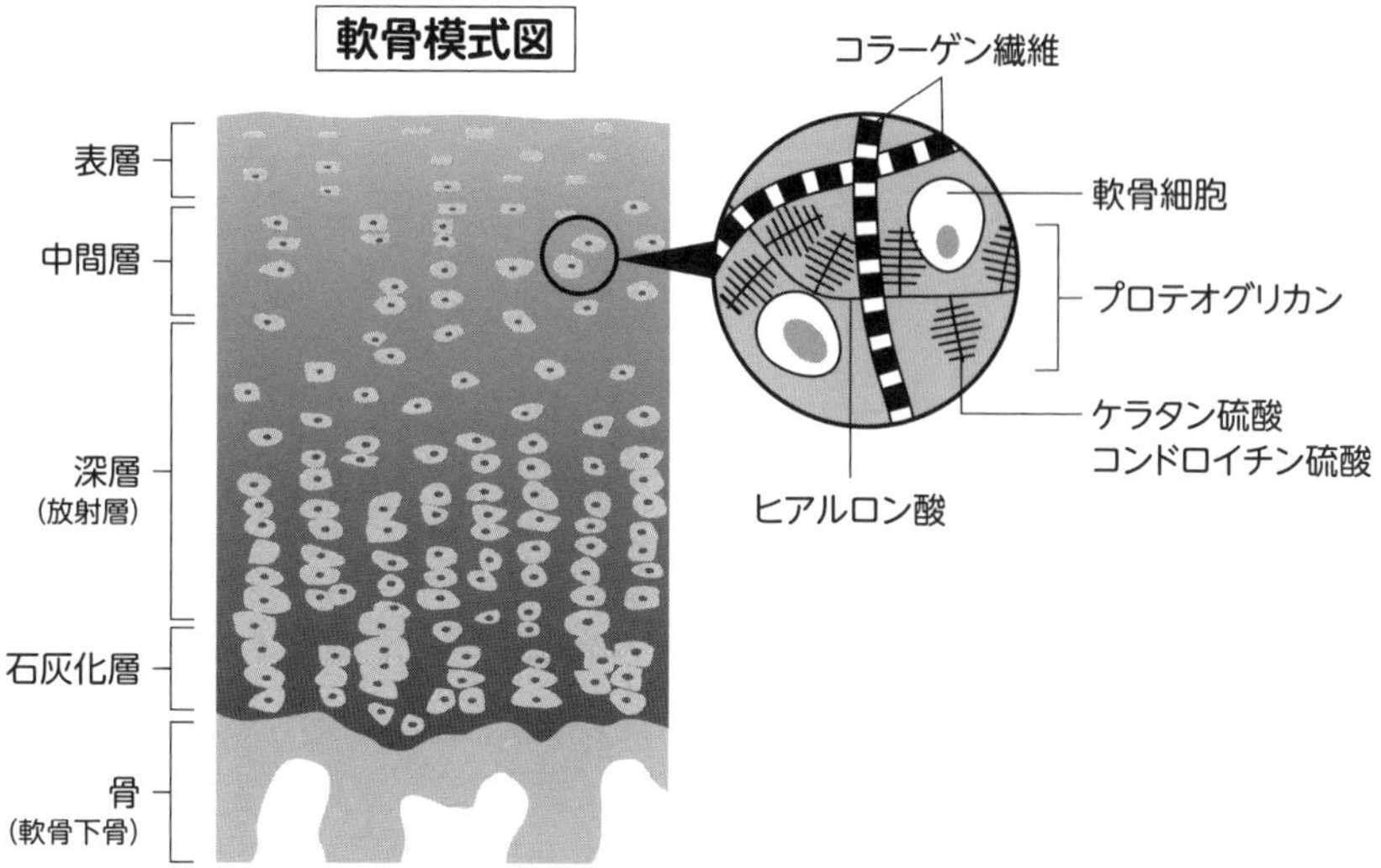

33 どうして老化するとがんに罹りやすくなるの？

がん患者の多くは高齢者です。老化とがんには深いつながりがあるんですね。高齢化社会においてがんの罹患率は年々増加していますが、それはなぜでしょうか？

もっとも**大きい原因として、生命の設計図である〝DNA〟が関連している**わけです。

ヒトの体は37兆個もの細胞が集まってできていますが、細胞にはDNAと呼ばれる遺伝物質が存在することはご存知でしょう。1個の細胞が分裂して2つの細胞になるには、分裂前にDNAをコピーして2倍にしておく必要があり、これを**DNAの「複製」**と呼びます。DNAの複製は非常に精密に行なわれますが、ごく稀《まれ》にミスを起こすんですね。こうした**DNAの複製ミスが「変異」**です。**老化にともないDNAの修復力が低下するため**、DNAの変異はより蓄積しやすくなります。

DNAの修復が上手くできないと、DNAをミス**コピーした細胞が誕生**してしまうため、**細胞のがん細胞化が進む**と考えられています（**図A**）。

がん細胞の増殖に重要な遺伝子として、「がん抑制遺伝子」と「原がん遺伝子」が挙げられます。**がん抑制遺伝子は通常は細胞増殖の〝ブレーキ〟、原がん遺伝子は〝アクセル〟**なのですが（**図B**）、普段は細胞に必須の遺伝子として機能している。

ところが、これらの**遺伝子に変異が起こると、がん抑制遺伝子による細胞増殖へのブレーキが効かなくなり、原がん遺伝子ではアクセルが全開になって**しまう。ブレーキとアクセル、どちらかの機能が正常であれば、多くの場合はがん化に至りません。ですが、**両方に変異が起こってしまうと、細胞は増殖に対する自制を失い、無際限に増殖をはじめるがん細胞になってしまう**のです。

長生きし、**高齢となると、その分だけＤＮＡを複製ミスする確率や変異が高まるし、細胞の老化でＤＮＡの修復力も低下**する。だから、**がんが発生しやすくなる**のです。

がんの発生は、これら以外にも複雑なメカニズムが関与しますが、老化した細胞のＤＮＡの修復力を改善できれば、がんの発生が予防できるのではないかと考えられています。医学の進展もあって、今後のがん治療の研究がいやがうえにも期待されるところです。

図A　細胞老化とDNAの変異

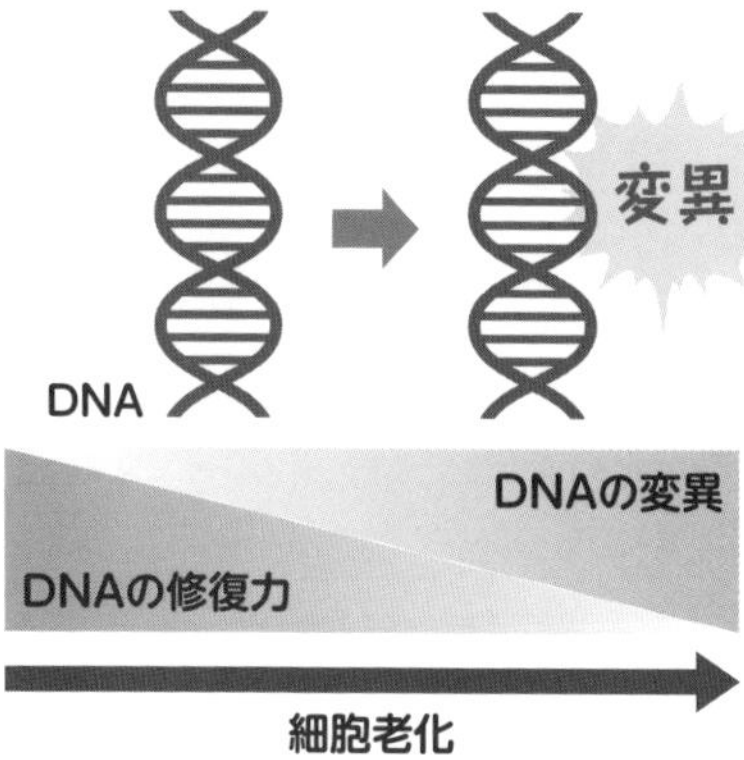

図B　がん抑制遺伝子(ブレーキ)と原がん遺伝子(アクセル)

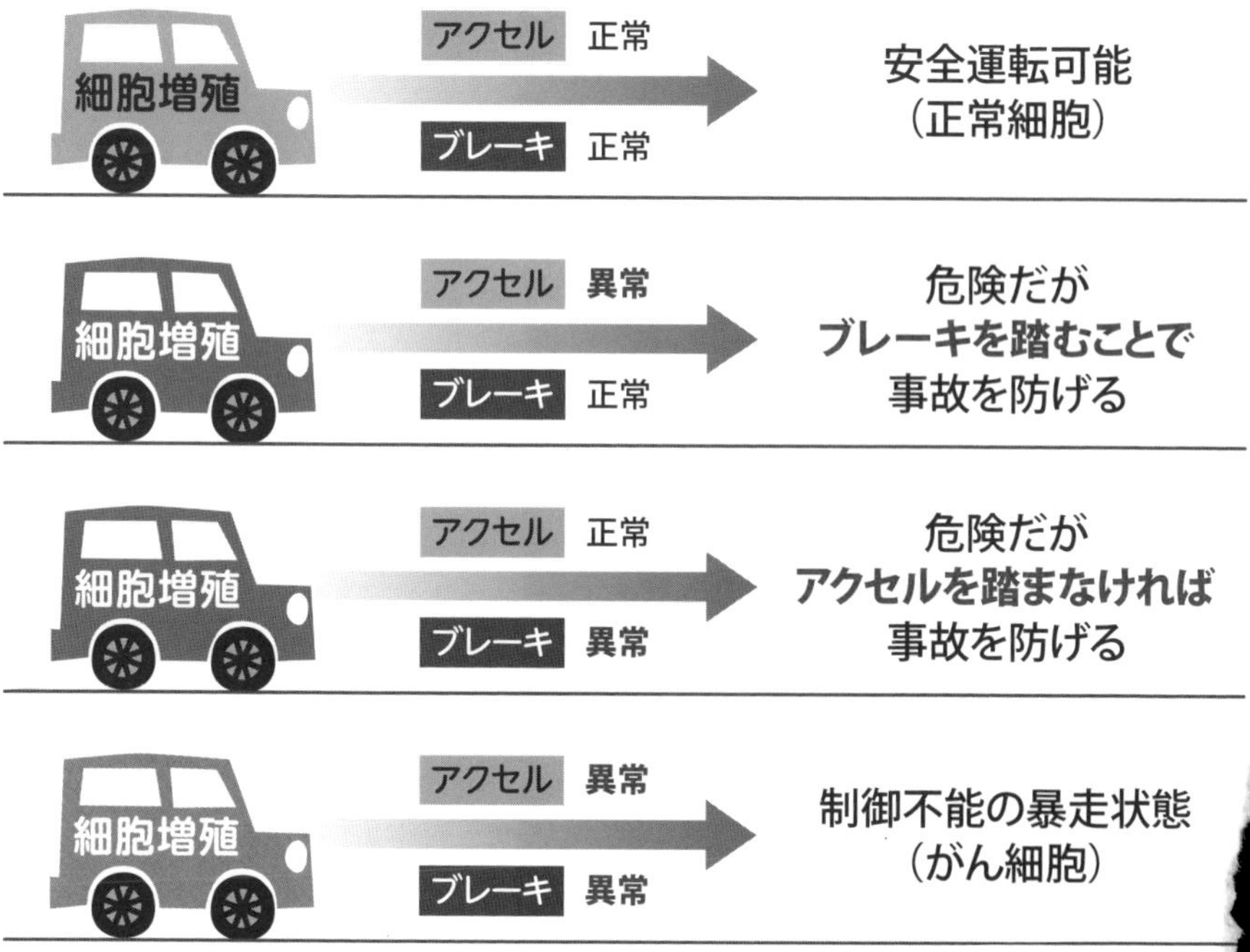

34 男性が老化すると性欲はどうなるの？

モヤモヤ・ムラムラ〜ああ、と思春期以降の男性たちの頭を支配している**「性欲」は、テストステロンという男性ホルモンの仕業**です。**テストステロンは生殖機能の維持だけでなく、骨格・筋肉の形成、脂肪蓄積の抑制などさまざまな働きがあり、男性が男性らしく日々エネルギッシュに活動する原動力となるホルモン**です。

テストステロンは、95％が精巣から分泌され、残りの5％は副腎などから分泌されます（女性にも男性ホルモンは存在）。**第二次性徴（男子11歳ごろから、女子10歳ごろから）とともに分泌量が増加し20代でピークに達したあと、加齢とともに徐々に減少。40代から60代になると〝予期せぬ体調変化を感じる〟**ことがあります。ただし、**性欲は個人差が非常に大きい。**生殖能力横溢の最たる例は、101歳で子をなしたアメリカのジェイムズ・スミスさん。当然、最老齢記録であり、奥さんは63歳年下。こんなスーパーお爺さんは別格として、**加齢とともにテストステロンは減少**してきます**（図A）**。個人差はあるものの性欲の減退やED（勃起障害）といった性機能の低下も現れます。性欲が減退すると性的思考や空想を抱くことが減り、性行為への興味が薄れ、実際の性行為の回数も減りがちになります。視覚や言葉、触覚による性的刺激を受けても性欲が呼び起こされないことさえあります。

さて、**性行為に十分な勃起を達成または持続できない状態がED**です。硬度・勃起力・持続時間のどれか1つ欠けても満足な性行為はできなくなり、男性にとっては大いにショックでしょう。

テストステロンの減少は、性機能への影響以外にも集中力・意欲の低下、イライラといった精神

症状や、筋力低下や肥満、メタボリックシンドローム（メタボ）といった身体症状を引き起こすことがあります。また、肥満やメタボは動脈硬化を進行させ、ひいては脳卒中や冠動脈疾患（狭心症や心筋梗塞）の危険性を高めます。

本来、男性ホルモンは多くの病気のリスクから身を守ってくれる、健康長寿のための大事なものです。加齢による男性ホルモンの減少は防げませんが、生活習慣の改善で進行を予防できます。タンパク質の少ない食事は男性ホルモンを低下させるため、食事では野菜や肉・魚をバランスよく適量摂取することが大切です**（図B）**。

また、長期間にわたる強いストレスは、男性ホルモンの分泌に悪影響をもたらしますが、**ウォーキングなどの有酸素運動は、男性ホルモンの分泌を上昇させ、良質な睡眠は男性ホルモンの分泌を維持するために重要**となります。仕事や趣味で生きがいを見つけ、適度な運動と十分な睡眠を心がけることで、男性ホルモンという相棒とともに末永く健康な生活を送ることができるのです。

**図A　性衝動を引き起こす
テストステロン（男性ホルモン）の男女別推移**

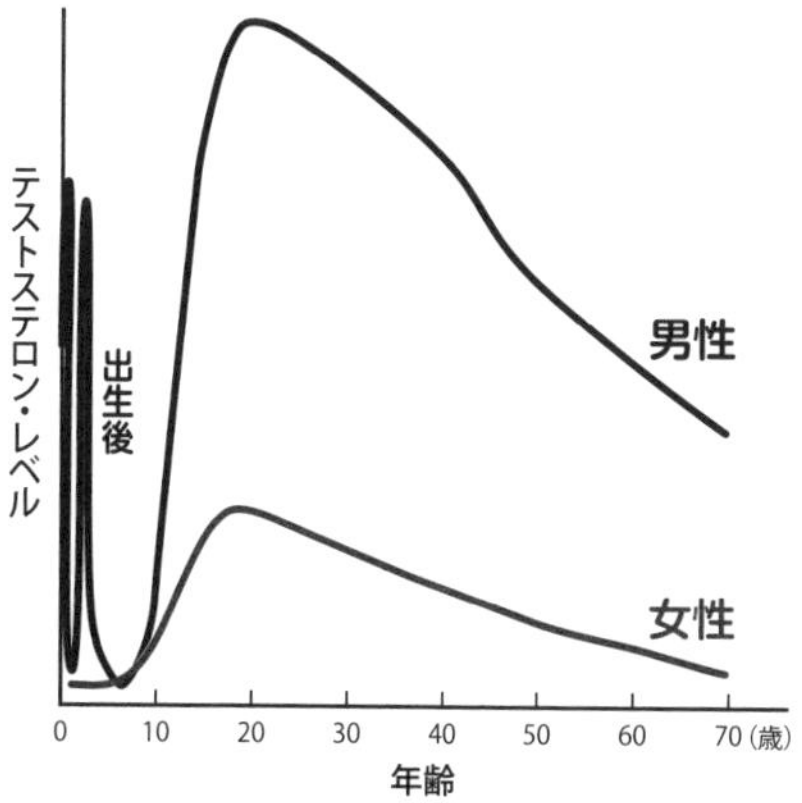

参考　https://www.moj.go.jp/content/001360758.pdf

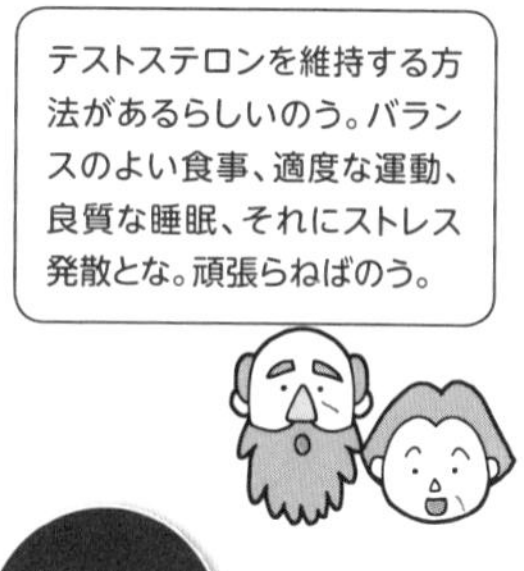

**図B　男性ホルモンを維持するための
健康生活**

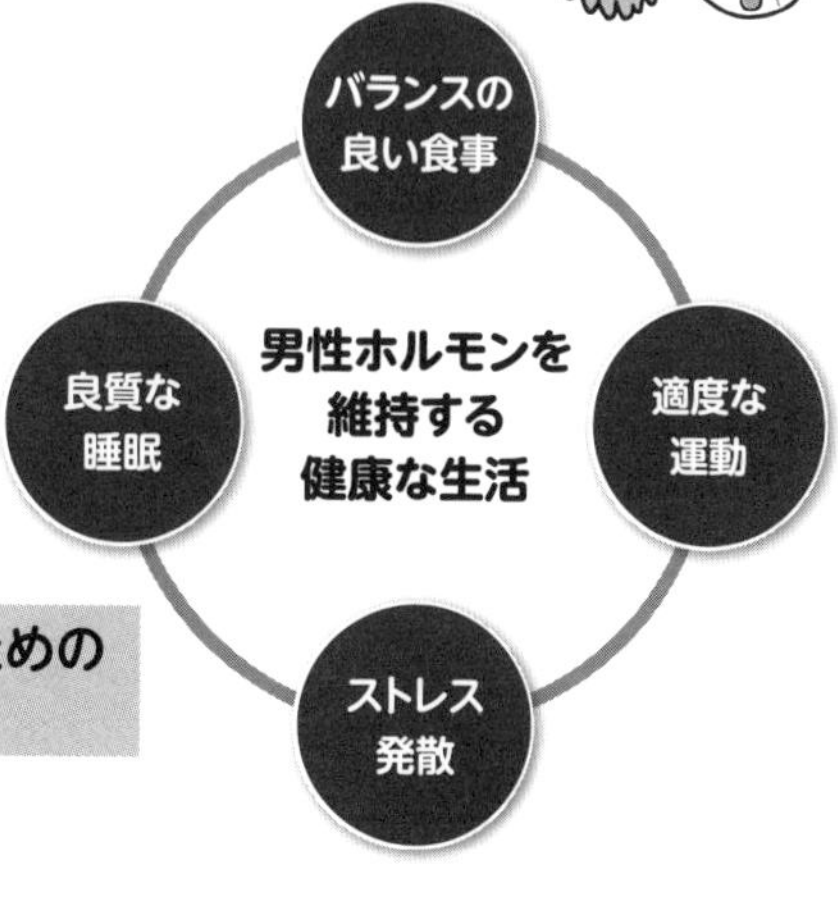

35 女性が閉経すると性欲はどうなるの？

女性は、閉経すると性欲が強くなる場合もあれば、弱くなる場合もあります。

女性の体にも、男性ホルモンである〝**テストステロン〟が分泌され、このホルモンは性欲に関連があると**いわれています。テストステロンは副腎でつくられ、女性は男性の5～10％程度と少ない量ですが、血中濃度は安定しています。

更年期になると女性ホルモンである〝エストロゲン〟の血中濃度が著しく低下するため、相対的に男性ホルモンが優位となり、性欲が強くなることもあります。また、**妊娠の心配が無くなることも、心理的に性に対して積極的になる要因**となるわけです。

ところが、まったく逆に、**更年期に入ってエストロゲンが低下すると、腟内分泌物の量が減少するために外陰の皮膚が乾燥して爛れ、〝萎縮性腟炎〟**の傾向になります。**これによる性交時痛のため、性欲が無くなってしまう**例も見られます。

女性の性的活動は、「性欲」のほかに、「興味・関心」「性への覚醒」「オーガズム」「満足感」が含まれ、それらがお互いに密接に関係し合って増減するのです。

一方で、閉経前後の更年期には、加齢にともなう身体的変化に加え、夫や子どもなどとの家庭内の問題や、職場における対人関係などの社会的因子がストレスとなり、性欲が低下してしまうこともあります。

そうではなく、**家庭などが安定的な環境下では、性に「興味・関心」が湧き、「性への覚醒」が生じて「オーガズム」や「満足感」が得られることで、「性欲」がよりいっそう高まる**好循環となります。

閉経以後の性交は、生殖を目的とするものではなく、また、性欲を満たすだけの衝動的なものでもありません。**パートナー同士がお互いを思いやり、触れ合って癒やし合うための「コミュニケーション手段」**なのです（**図A**）。

性についても、双方向のコミュニケーションを持ち、女性の加齢にともなう身体状況や性に対する欲求を理解し合い、満足感の得られる良好な関係性を築いてゆくことが大切となるのです。

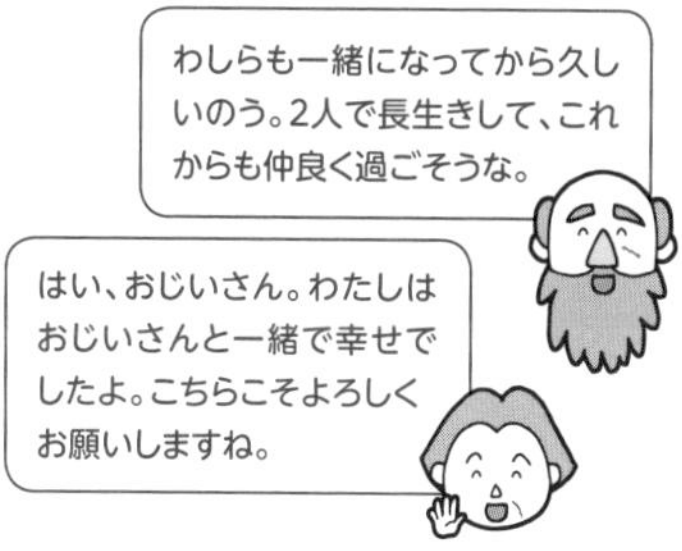

図A　親密さと性的な能力などに基づいた女性の性反応周期

参考　Basson. Drugs for Sexual Dysfunction. Obstet Gynecol 2001

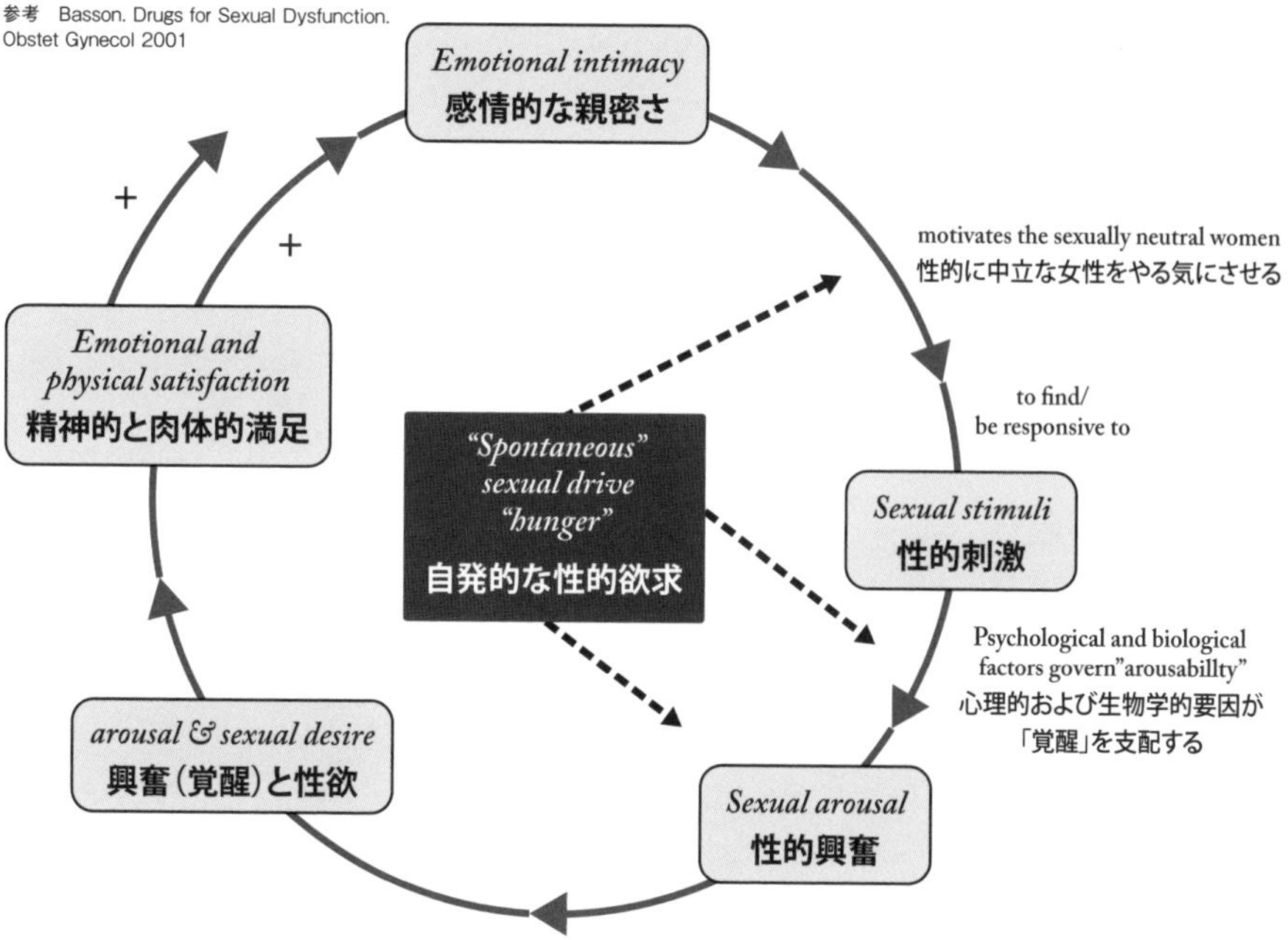

女性には各々固有な性的スイッチがあり、好意を寄せるパートナーとの会話や音楽、食事などを楽しむプロセスによって、感情的な親密さがさらに増してゆく。その結果、よりいっそう性的刺激、興奮度合いも上がり、性的欲求も高まる。

Column

脳の老化とアルツハイマー病

by **編集部**

「まず人の名を忘れ、次に顔を忘れる。それからチャックを上げるのを忘れ、次にチャックを下げるのを忘れる」

今は大谷翔平さんが、日本のみならずアメリカの野球ファンを虜にしていますが、そんな彼が生まれるズ〜っと前にメジャーリーグの名マネジャーだったブランチ・リッキー（１８８１〜１９６５年）が語った言葉だそうです（『すごい言葉』晴山陽一、文春新書　２００４年）。

リッキーさんは元メジャーリーガーで、のちに監督や球団経営者となって精力を注ぎましたが、マイナー組織の改革や初のアフリカ系選手ジャッキー・ロビンソンと契約を結んだことで野球史に名を残しました。

そんなリッキーさんの残した言葉は、一聴大笑いですが、つらつら考えると人の脳が衰えることをジョークで表現したものでした。

「脳が衰える」……なんと悲哀に満ちた言葉でしょう。ですが、私たちは老化していくことでいつか行く道なのかもしれません。中でも恐ろしいのは「認知症」。この病気には、大きく「アルツハイマー病」と「脳血管性認知症」があります。そして、かなりの確率で老化と関係しているようです。

「日本における認知症の高齢者人口の将来推計に関する研究」によると、２０２０年の65歳以上の高齢者の認知症有病率は、図のように16・７％、約６０２万人になっているそうです。なんと65歳以上の６人に１人が罹っていると推計したのです。しかも、その半数以上は「アルツハイマー病」

だといいます。

　私にも50代半ばでアルツハイマー病を発症した友人がいます。もともとカメラマンで、のちに東京の赤坂でビストロのような店を開きましたが、一品の値段がすべて500円でした。そんな値段でやっていけるのか、と危惧していたのですが、実はアルツハイマー病でお金の計算ができなくなっていた。だから、お釣りにも苦労しない500円に決めていたのです。

　この病気は進行性の認知症で、脳にβアミロイドとタウ蛋白が沈着することで神経細胞が脱落していくといいます。原因がわかれば治療薬もできそうなものですが、そうはいかないんですね。現状では、初期進行を遅らせる薬はあっても、回復のための治療薬はないとのこと。ですが、根本治療薬の開発を目指して、研究者たちは日々挑戦しているといいます。一日も早く治療薬が開発されることを願うばかりです。いつか我が身も、と考えるだに身が細りますので。

●認知症の推定人数と将来予測

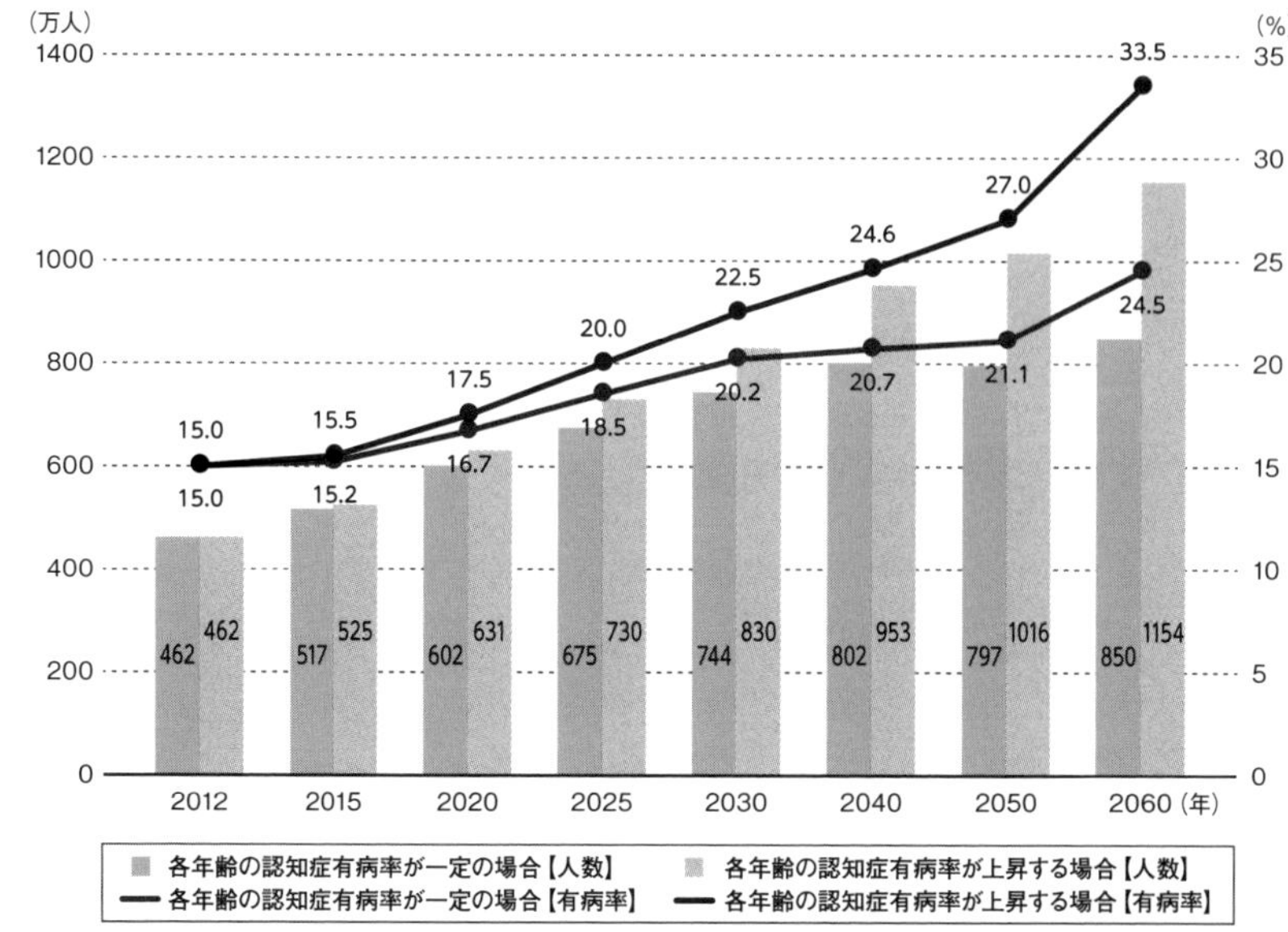

参考　内閣府「平成29年度版高齢社会白書」

36 男性の更年期障害ってどんな症状なの？

「最近、なんとなくイライラするし、調子悪いんだよね……歳のせいかな？」「えっ？　実は私もなんです。疲れやすくて……」

中年男性同士でよく見られる会話です。これ、もしかしたら更年期障害かもしれません。

「更年期障害」は、一般的には45～55歳前後の女性が経験する閉経というイベントにともなう女性ホルモンの減少が引き起こすさまざまな悩みや症状のことをいいますが、実は**男性にも更年期障害は存在します。加齢男性性腺機能低下症候群、もしくはＬＯＨ症候群（late-onset hypogonadism）と呼ばれ、男性ホルモンの低下やバランスの乱れが原因**とされています。

男性ホルモン（テストステロン）は生殖機能の向上、男性らしい骨格・筋肉の形成、精神の安定化、生活習慣病の予防など、男性が健康的な生活を維持していく上で不可欠なホルモンです。しかし、**加齢により男性ホルモンは徐々に分泌量が減少**していきます（図Ａ）。**減少のスピードや度合い、時期は個人差が大きいため、40代以降ではどの年代でも男性更年期障害の起こる可能性があり**、いつまでも症状が続くことさえあります。また、**テストステロンは非常にセンシティブなため、環境の変化や重度のストレスなどが原因で急激に分泌が低下**してしまい、**30代でも症状が出現す**る場合があります。

図Ａ　加齢による性ホルモン分泌の変化

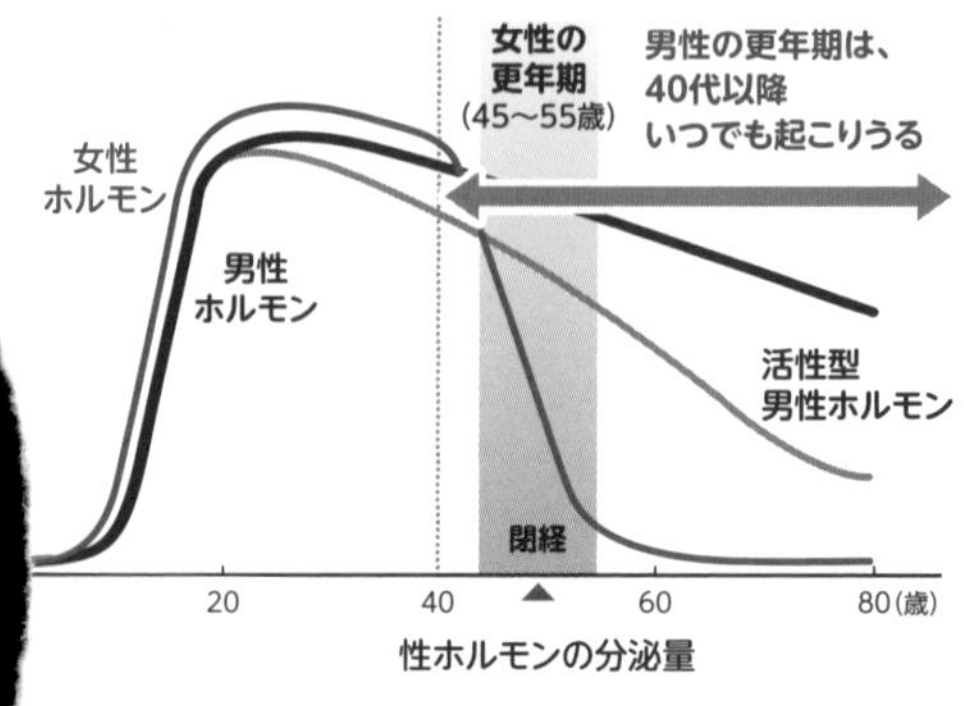

男性更年期障害の症状は実に多岐にわたりますが、大きく次の3つに分けられます。

①身体症状：疲労感、関節・筋肉痛、筋力低下、ほてり・発汗、頭痛、めまい・耳鳴り、頻尿など

②精神症状：不安・焦燥感、イライラ、集中力や記憶力低下、憂うつな気分、意欲低下など

③性機能症状：性欲の減退（ムラムラしない）、朝立ち回数の減少、勃起障害（ED）など

昨今、職場でも家庭でもストレスに囲まれて生活している男性は増えています。40代以上の男性でここに挙げた症状が複数合致する場合は、一度医療機関に相談してみてもよいかもしれません**（図B）**。検査で男性ホルモンの値が著しく低く、症状が強い結果が出た場合にはテストステロンの補充療法を行なうことがありますが、意外と**職場などのストレスチェック、生活習慣（食事・運動・睡眠）の改善のみで症状が改善していくケースや、漢方薬などによる身体のバランス調整だけで症状がコントロールできる**こともあります。

大切なのは更年期をマイナスイメージでとらえないことです。「歳のせいだからしょうがない……」とあきらめず、今後訪れる老後の生活が健康的で充実したものとなるよう、ゆっくり準備するよい機会ととらえて、男性更年期障害について考えてみるのはいかがでしょうか。

図B　LOH症候群セルフチェック

- □ 1　性欲の低下がある
- □ 2　元気がなくなってきた
- □ 3　体力あるいは持続力の低下がある
- □ 4　身長が低くなってきた
- □ 5　「日々の楽しみ」が少なくなってきたと感じる
- □ 6　もの悲しい、または怒りっぽい
- □ 7　勃起力が弱くなった
- □ 8　運動する能力が低下した
- □ 9　夕食後、うたた寝をすることがある
- □ 10　作業の能力が低下した

質問1or7にチェックもしくは3つ以上にチェック → **LOH症候群の疑いあり**

図A、図B参考　http://www.j-endo.jp/modules/patient/index.php?content_id=71

37 女性の更年期障害ってどんな症状なの？

更年期はすべての女性に訪れます。例外はありません。

女性の平均閉経年齢は50〜51歳ですが、個人差が大きく、早い人だと40代前半に、遅い方だと50代後半に閉経を迎えるのです。**閉経前の5年と閉経後の5年とを合わせた10年間が「更年期」**です。

更年期に現れる多種多様な症状の中で、**器質的変化、すなわち内科疾患や外科疾患に起因しない症状を「更年期症状」**といい、**更年期症状の中で日常生活に支障を来す病態を「更年期障害」**と定義しています。しかしながら、更年期障害の明確な診断基準はありません。

多種多様な更年期症状は、ほてりや発汗などの**「血管運動による症状」「めまい」「動悸」「胸部絞扼感」「肩こり」「頭痛」「腰痛」「関節痛」「しびれ」「冷え」や「易疲労感《いひろうかん》（疲れやすさ）」**などの身体症状、**「抑うつ気分」「不安」「不眠」**などの神経症状が絡み合って現れます（図A）。

更年期になると、卵巣にある卵胞の数が減少し、血液中のエストロゲン濃度が低下します。すると、**卵巣からのエストロゲン分泌を促す卵胞刺激ホルモンが上昇し、一時的にエストロゲンが大量に分泌**される。このような**エストロゲン濃度の乱高下によって内分泌変動が大きく揺らぎ、**さらには「加齢による体の衰え」「生育環境や性格因子」「夫や子ども、親の介護などの家庭内問題」「職場における対人関係」などの社会的因子が加わり、更年期症状として自覚することになります。

現在、更年期を迎える女性は〝団塊ジュニア世代〟で、育児と家庭、仕事を両立させ、地域での役割も担っているマルチタスクのスーパーウーマンです。また、この世代には高学歴でキャリアを積み、管理職として活躍している女性も多くなりました。**更年期障害は、ホルモン補充療法や漢方薬により劇的によくなる場合があり、運動習慣や認知行動療法も有効**です。

更年期でお困りの女性は、女性ヘルスケアに精通している医師を見つけ、適切な治療を受け、今後もますます社会で活躍して欲しい、そう願っています。

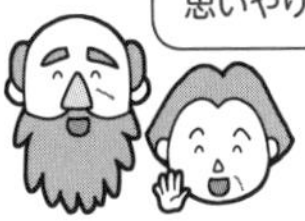

図Aは小山崇夫、麻生武志医師によって考案された簡易更年期指数（1992年）。更年期症状でお困りの方はセルフチェックを行ない、50点を超える場合は最寄りの婦人科クリニックを受診することをお勧めします。また、症状が強い場合は、甲状腺疾患やリウマチ、膠原病、心疾患、貧血など内科的な疾患の除外が必要になります。

図A　簡略更年期指数（SMI）

症状の程度に応じ、自分で点数を入れて、その合計点をもとにチェック

	症状	強	中	弱	なし	点数
1	顔がほてる	10	6	3	0	
2	汗をかきやすい	10	6	3	0	
3	腰や手足が冷えやすい	14	9	5	0	
4	息切れ、動悸がする	12	8	4	0	
5	寝つきが悪い　眠りが浅い	14	9	5	0	
6	怒りやすい　イライラする	12	8	4	0	
7	くよくよしたり、憂うつになる	7	5	3	0	
8	頭痛、めまい、吐き気がよくある	7	5	3	0	
9	疲れやすい	7	4	2	0	
10	肩こり、腰痛、手足の痛みがある	7	5	3	0	
		合計点				

0～　25点 …… 異常なし
26～　50点 …… 食事、運動に注意
51～　65点 …… 更年期、閉経外来を受診
66～　80点 …… 長期間の計画的な治療
81～100点 …… 各科の精密検査、長期の計画的な対応

参考　小山嵩夫、麻生武志:「更年期婦人における漢方治療」簡略化した更年期指数による評価.産婦人科漢方研究のあゆみ(9:30-34,1992)

Column

伸びる日本人の平均寿命、でも亡くなるピークは別？

by **編集部**

日本人の平均寿命はどのくらい伸びているのでしょうか。70年ほど前からの高齢者の平均寿命の伸長具合をチェックしてみました。

１９４７年（昭和22）では男性50・06歳、女性53・96歳でした。それが１９８９年（平成１）に男性75・91歳、女性81・77歳。２０２１年（令和３）には、男性81・47歳、女性87・57歳と大幅に伸びています。

ところで、平均寿命とはいったいなんなのでしょうか。これは人間以外の動植物にも適用される「生命表」、あるいは「死亡生残表」の概念なんだそうです。といっても、意味不明。そこでこう説明されています。たとえば10万人単位の各年齢層の死亡率が今後も継続されると仮定したとき、毎年の年齢別の死亡率から仮に想定された、０歳児の平均余命が何年になるかを計算した年数とのこと。つまり、１人ひとりの寿命は予測できないが、集団での年齢に応じた平均死亡率は一定の法則を示すというわけです。

寿命の伸長は喜ばしいことですが、「長生きはする、だが元気に自立して生きられるか」が、次の大きな感心事になるやもしれません。そこで、長生きの参考のために「平均寿命の推移」「健康寿命の推移」のデータを掲載しておきます。データを見れば、本書で示してきたように「老化と健康」を意識しつつ、体調を省みて過ごせるのではないか、そんな気もします。

２つのデータの比較で明らかになったのは、２０１９年の平均寿命が男性81・41歳に対して、健康寿命72・68歳でその差がマイナス８・73歳、

●日本人の平均寿命の推移

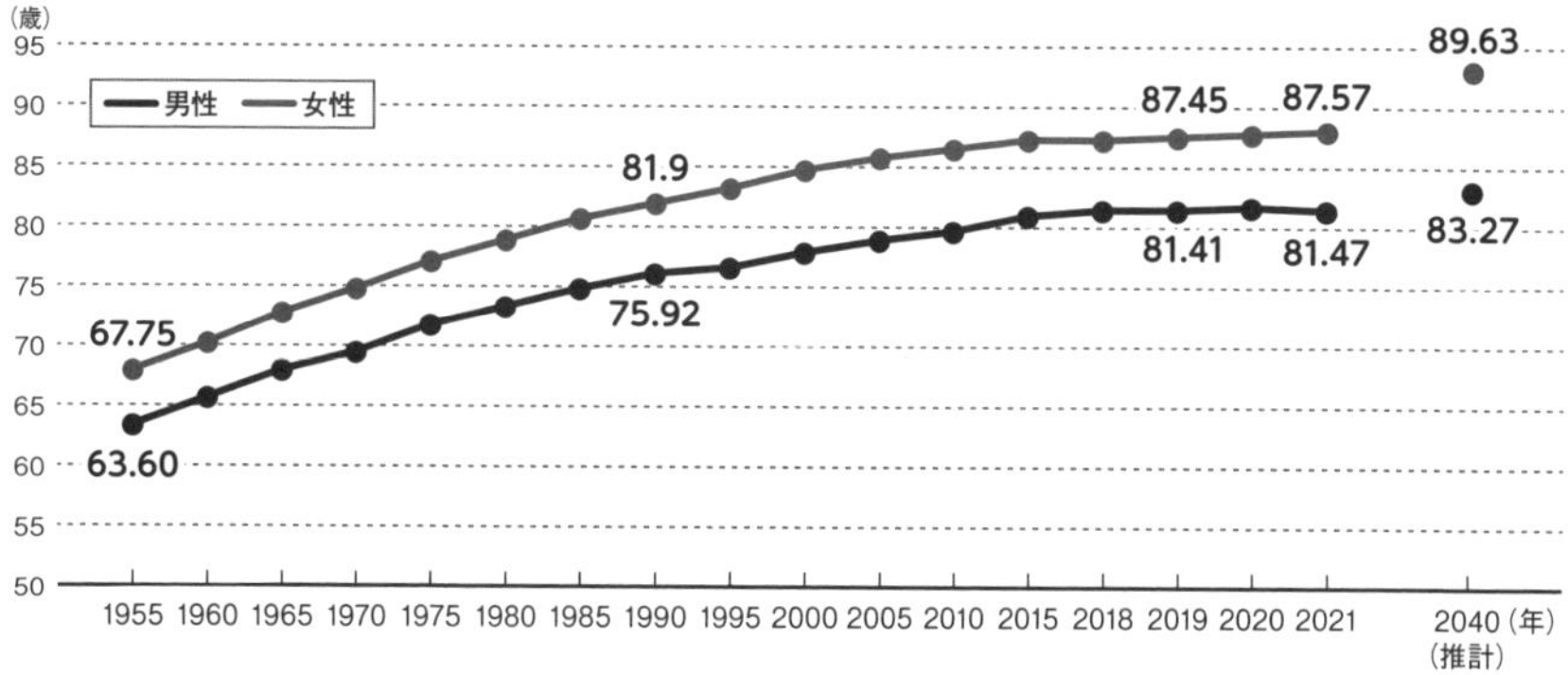

参考　厚生労働省保健社会統計室「令和3年簡易生命表」を改編

●男女の健康寿命の推移

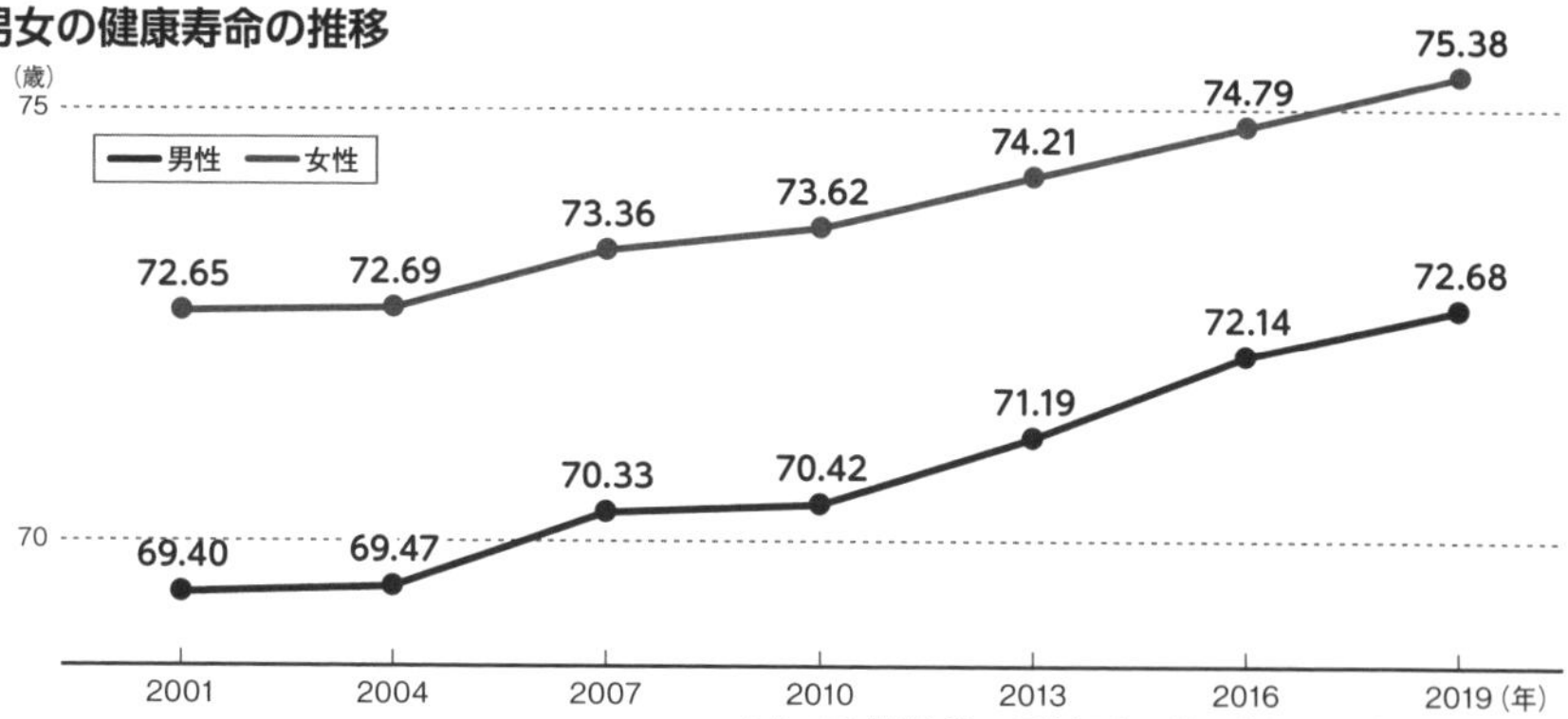

参考　厚生労働省「第16回健康日本21(第二次)推進専門委員会資料」を改編

●日本人の75歳平均余命の推移

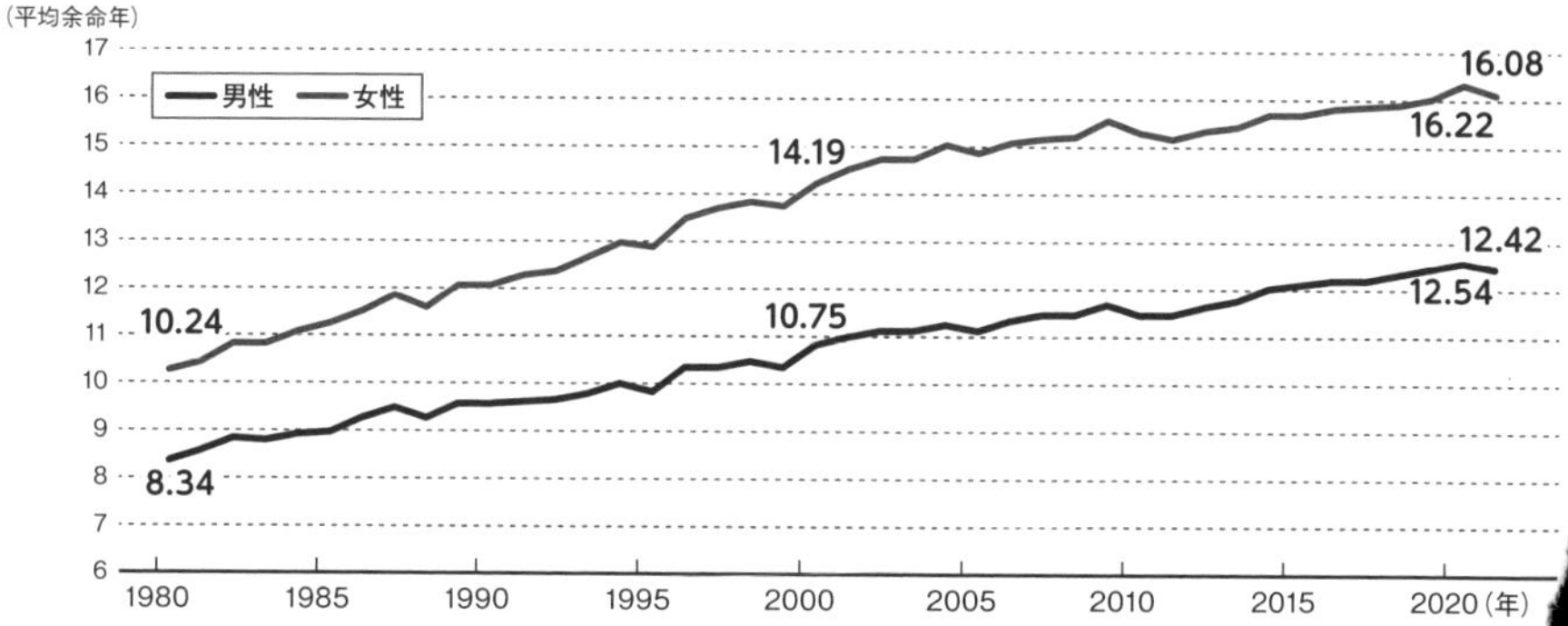

参考　厚生労働省保健社会統計室「令和3年簡易生命表」を改編

女性87・45歳に対して75・38歳でマイナス12・07歳もあったという事実です。つまり、元気で自立して生きられるのは、平均すると男性で73歳前後、女性が75歳ほどということなのでしょう。

そして、そんな実情になんらかの影響を与えているのが、独居高齢者かもしれません。

長生きにしたがって、独居率が年々増えています。全国での75歳以上の人口における独居率（単独世帯）は、2015年⇩20・6％、2020年⇩21・1％、2025年⇩21・6％、2030年⇩22・0％、2035年⇩22・5％、2040年⇩22・9％（国立社会保障・人口問題研究所　人口構造研究部データより）と推計されています。データは75歳以上の高齢者を対象にしていますが、そこまで高齢ではなくとも独居者は増えているはずです。見守る人がいなければ、健康管理はむずかしいかもしれません。高齢者は、要介護候補者です。まして、独居ではなお深刻になるでしょう。

ここまで「平均寿命」「健康寿命」を見てきました。寿命伸長には〝光りと影〟がありますが、光の部分では、別途、寿命がもう少し伸びるというデータがあります。

75歳男性では、パッと見で「平均寿命81・41歳だから、あと6年少し生きられるのか」と思うかもしれませんが、平均寿命は0歳児の生きられる年数です。そのため寿命の実態は、「平均余命」で推測するほうが近くなります。すると、男性87・42歳、女性91・08歳となり、男性は平均寿命81・47歳より5・95年、女性では平均寿命87・57歳より3・51年伸長します。75歳高齢者であれば、男性は平均寿命より6年ほど伸びて12年以上、女性では3年以上伸びて16年ほどになるわけです。

こうしたデータから自分の余命をある程度予測できれば、老後をどう過ごすかがイメージできるかもしれません。健康で充足できる老後を考えてみたいものです。

監修者・執筆者紹介

総監修

長岡　功（ながおか　いさお）
ファンクショナルフード学会理事長
順天堂大学 医療科学部 特任教授/同大学 大学院医学研究科 生化学・生体システム医科学名誉教授

監　修

野村義宏（のむら　よしひろ）
担当項目◎第２章15・16・18・19・31・コラム70p
ファンクショナルフード学会副理事長
東京農工大学 農学部 硬蛋白質利用研究施設 教授

（以下あいうえお順）

新井平伊（あらい　へいい）　担当項目◎第２章22
アルツクリニック東京院長/順天堂大学医学部精神医学講座 名誉教授

池田久雄（いけだ　ひさお）　担当項目◎第２章23
ファンクショナルフード学会理事
杉循環器科内科病院院長

稲田全規（いなだ　まさき）　担当項目◎第２章01・25・26・32・33
ファンクショナルフード学会理事
東京農工大工学研究院生命機能科学部門 准教授

猪俣武範（いのまた　たけのり）　担当項目◎第２章13
順天堂大学医学部眼科講座 准教授

牛尾宗貴（うしお　むねたか）　担当項目◎第２章11・17
東邦大学医療センター 佐倉病院耳鼻咽喉科 講師

大江征嗣（おおえ　まさつぐ）　担当項目◎第２章07
久留米大学医学部内科学講座心臓・血管内科部門 准教授

大和田明彦（おおわだ　あきひこ）　担当項目◎第２章02～06・08
おおわだ内科呼吸器内科院長/順天堂大学呼吸内科 客員准教授

荻島大貴（おぎしま　だいき）　担当項目◎第２章35・37
順天堂大学医学部附属練馬病院 診療科長 先任准教授

菊田　周（きくた　しゅう）　担当項目◎第２章09・10
東大病院耳鼻咽喉科・頭頸部外科 講師

北澤耕司（きたざわ　こうじ）　担当項目◎第２章12
京都府立医科大学視覚機能再生外科学 特任教授/Buck Institute for Research on Aging 客員研究員

小林裕章（こばやし　ひろあき）　担当項目◎第２章34・36
済生会横浜市東部病院泌尿器科 医長/慶應義塾大学医学部泌尿器科学教室訪問研究員

清水孝彦（しみず　たかひこ）　担当項目◎第１章01～10・第２章24・コラム22p
ファンクショナルフード学会理事
国立長寿医療研究センター研究所 老化ストレス応答研究プロジェクトチーム プロジェクトリーダー

中村　洋（なかむら　ひろし）　担当項目◎第２章27～30・コラム100p・110p
ファンクショナルフード学会副理事長
順和会山王病院リウマチ科 部長

西田　崇（にしだ　たかし）　担当項目◎第２章14
カリフォルニア大学サンディエゴ校眼科 Visiting Assistant Professor

和久本芳彰（わくもと　よしあき）　担当項目◎第２章20・21
日本私立学校振興・共済事業団 東京臨海病院 泌尿器科 部長/順天堂大学泌尿器科学講座 客員准教授

ブックデザイン　室井明浩（studio EYE'S）
編集協力　米田正基（エディテ100）

眠《ねむ》れなくなるほど面白《おもしろ》い
図解《ずかい》　老化《ろうか》の話《はなし》

2022年12月10日　第1刷発行
2024年 2 月10日　第3刷発行

総監修者　長岡《ながおか》　功《いさお》
監修者　野村義宏《のむらよしひろ》
発行者　吉田芳史
印刷所　株式会社 光邦
製本所　株式会社 光邦
発行所　株式会社 日本文芸社
〒100-0003　東京都千代田区一ツ橋1−1−1　パレスサイドビル8F
TEL.03-5224-6460（代表）
URL　https://www.nihonbungeisha.co.jp/

Printed in Japan 112221125-112240125 Ⓝ 03　(300060)
ISBN978-4-537-22051-3